반듯하고 꼿꼿한 몸매를 유지하는 비결

등 한번 짝 펴고 삽시다

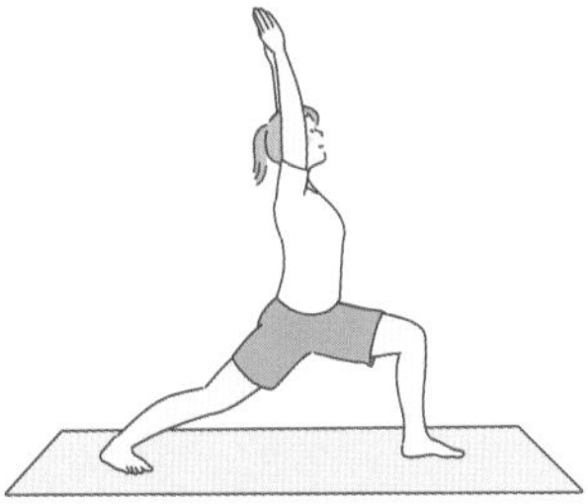

등 한번
짝 펴고
삽시다

1분 체조로 굽은 등이 펴진다
등이 펴지면 다양한 증세가 개선된다!

타카히라 나오노부

1분 목 스트레칭을 하고 나서 목이
뒤로 90도 가까이 젖혀지는 모습

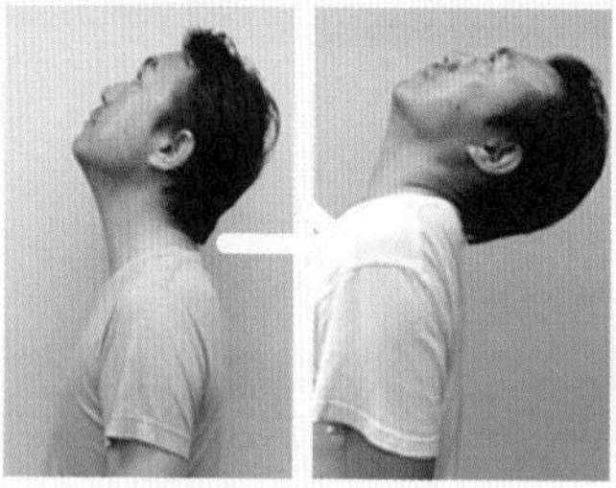

체조 전 → 체조 후

엑스레이에서도 목이 펴진 것을 알 수 있다.

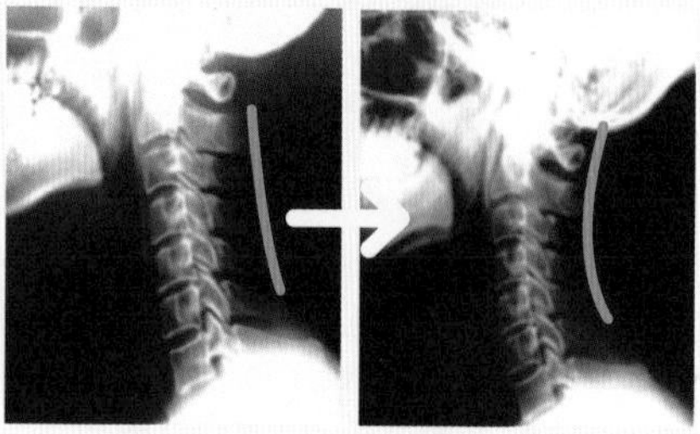

체조 전 → 체조 후

필자는 굽은 등 때문에 목이 아파 고생한 적이 있다. 등이 굽었는데 왜 목이 아플까 싶겠지만, 아마도 등을 굽힌 채 계속해서 컴퓨터 작업을 한 것이 원인이었던 것 같다.

어느 날 목이 너무 아파서 엑스레이 촬영을 해보니 목뼈의 모양이 똑바로 선 1자 형태를 보였다. 원래 목뼈는 자연스럽게 휘어진 상태여야 정상이다. 정형외과 의사가 이러면 안 되겠다 싶어서 매일 1분간 목 젖히기를 시도해보기로 했다. 그렇게 계속했더니 1주일 만에 목뼈의 곡선이 정상으로 돌아왔다. 그 후 나의 경험을 바탕으로 환자에게 자세를 바로 잡아주는 체조를 적극적으로 지도하고 있다. 나에게 치료받은 많은 환자가 굽은 등이 펴지고 몸 상태가 좋아졌다는 데 보람을 느낀다.

매일 1분간 벽 밀기를 했더니 1주 만에 등이 펴졌다!

예전부터 등이 굽어 나이보다 더 들어 보인다는 소리를 들었다. 하지만 뼈가 굳어져서 달리 방법이 없으리라 생각하며 체념하고 살았다. 최근 어깨결림과 통증으로 병원을 찾았다가 1분 벽 밀기 체조를 알게 되었다. 매일 1분간 하루 3번 벽 밀기 체조를 하고부터는 1주일 만에 등을 펼 수 있었다. 등이 펴지니 통증이 사라지고 피로감도 줄어들었다.

(58세 여성)

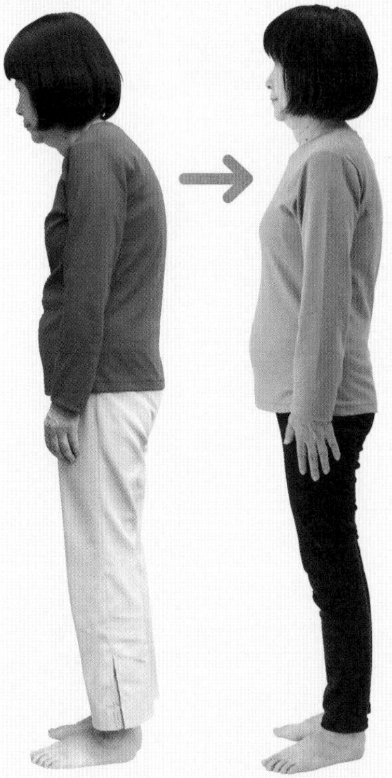

체조 전 체조를 시작하고 1주일 후

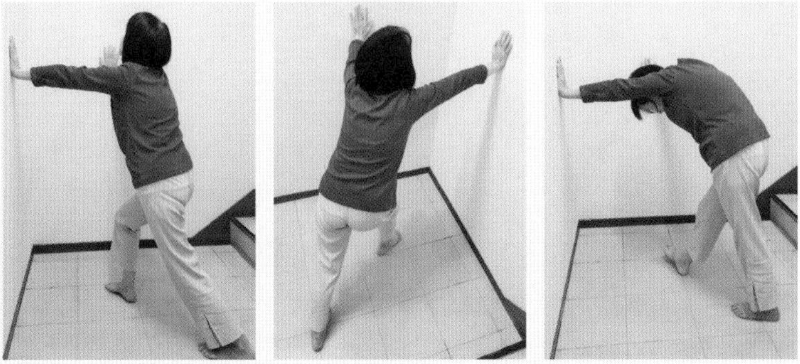

1분간 벽 밀기 체조를 1일 3회, 1주일간 계속했다.

굽은 등의 3가지 유형

바른 자세 | **굽은 목**

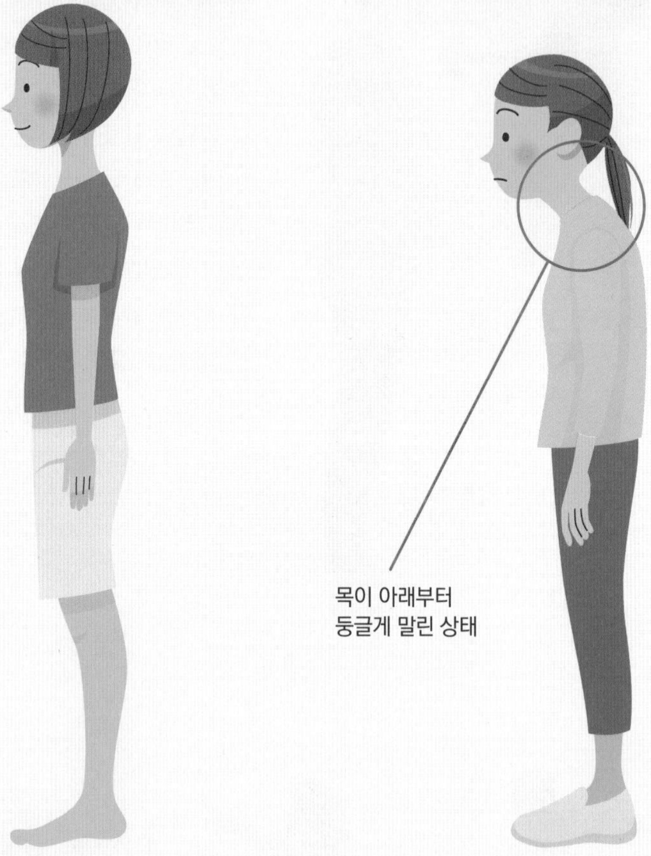

등이 구부정하면 나이가 들어 보여 외형적으로도 안 좋지만, 허리 통증이나 어깨결림, 변비, 빈뇨 등 여러 가지 다른 증상이 나타나기도 한다. 등이 굽었더라도 빠르게 조치하면 이러한 증상을 예방할 수 있다.

방치하면 나타나는 증상

- 어깨결림
- 목 통증
- 두통 등

(자세한 내용은 제5장에)

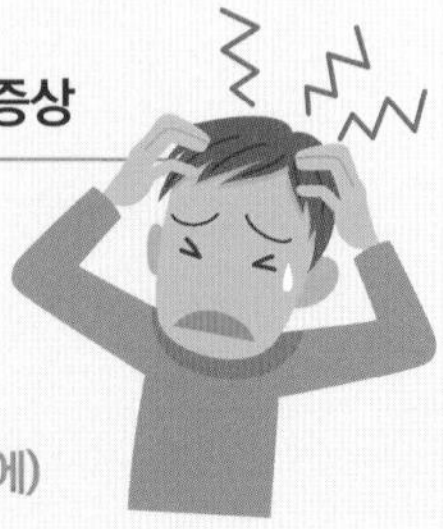

굽은 등

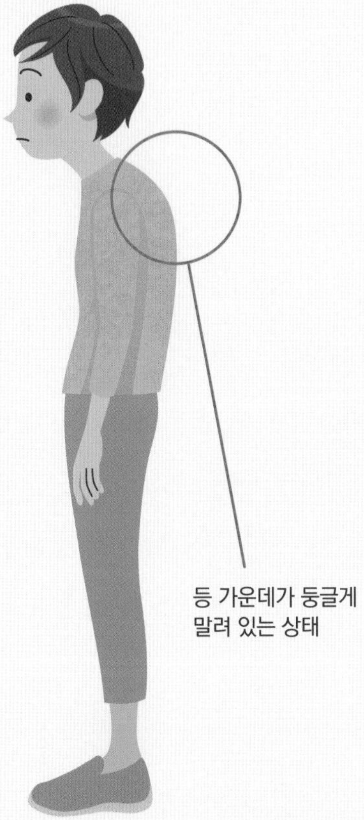

방치하면 나타나는 증상

- 만성 허리 통증
- 급성 등 통증
- 척추골절

(자세한 내용은 제6장에)

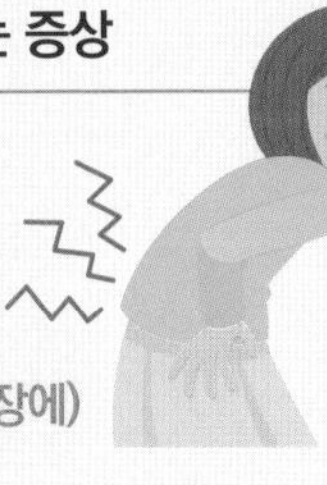

굽은 허리

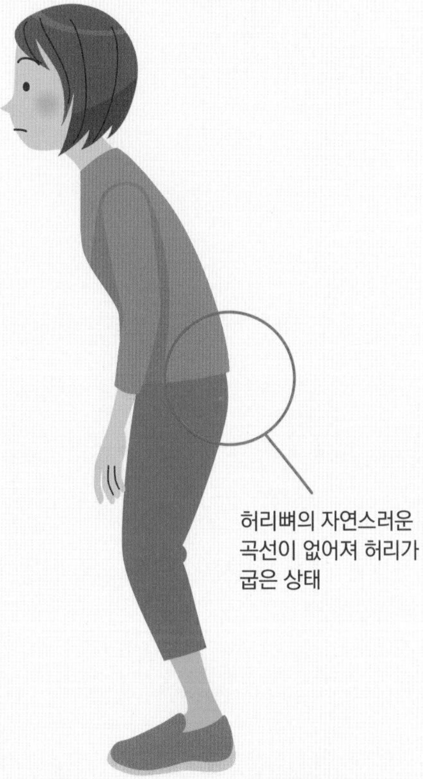

방치하면 나타나는 증상

- 만성 허리 통증
- 역류성 식도염
- 변비, 빈뇨 등

(자세한 내용은 제7장에)

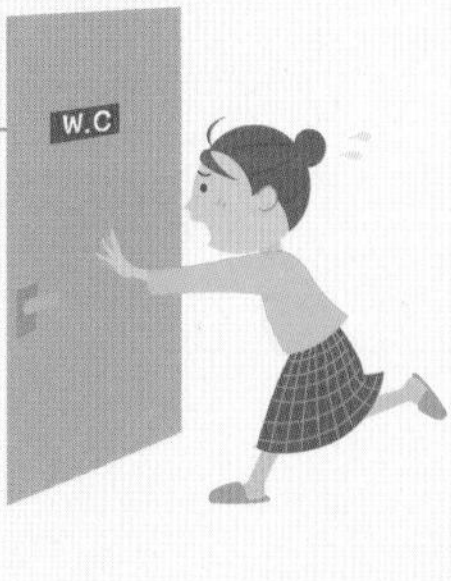

책을 펴내며

반듯하고 꼿꼿한 자세를 유지하는 것이 젊음의 비결입니다

이 책은 바른 자세를 갖고 싶어 하는 사람들을 위한 책입니다. 의료 분야의 최전선에서 매일 환자들을 접하는 대학병원의 정형외과 의사와 물리치료사가 의학 지식을 바탕으로 우리 몸의 자세에 대해 올바르게 이해할 수 있도록 설명한 것이 특징입니다. 무엇보다 최신 해부학에 근거해 올바른 자세를 만들어주는 간단한 체조들을 소개해 독자들의 건강 유지에 도움을 줄 수 있습니다.

건강 유지에는 자세가 매우 중요합니다. 혈압이나 당뇨처럼 일정한 수치 이상이면 병이라고 진단되는 것은 아니지만, 오랜 기간 지속되면 실제로 병만큼 위험한 것이 '나쁜 자세'입니다. 나쁜 자세는 허리 통증이나 어깨결림은 물론, 소화기계통을 비롯한 내장의 여러 질병을 유발하기도 합니다.

척추의 구조

척추는 목뼈부터 꼬리뼈까지 모두 26개로 이루어져 있다. 이 중 엉덩이뼈와 꼬리뼈를 제외한 24개를 척추뼈로 분류하며, 이들 척추뼈가 차곡차곡 쌓인 형태로 S자 곡선을 이루며 우리 몸을 지지한다.

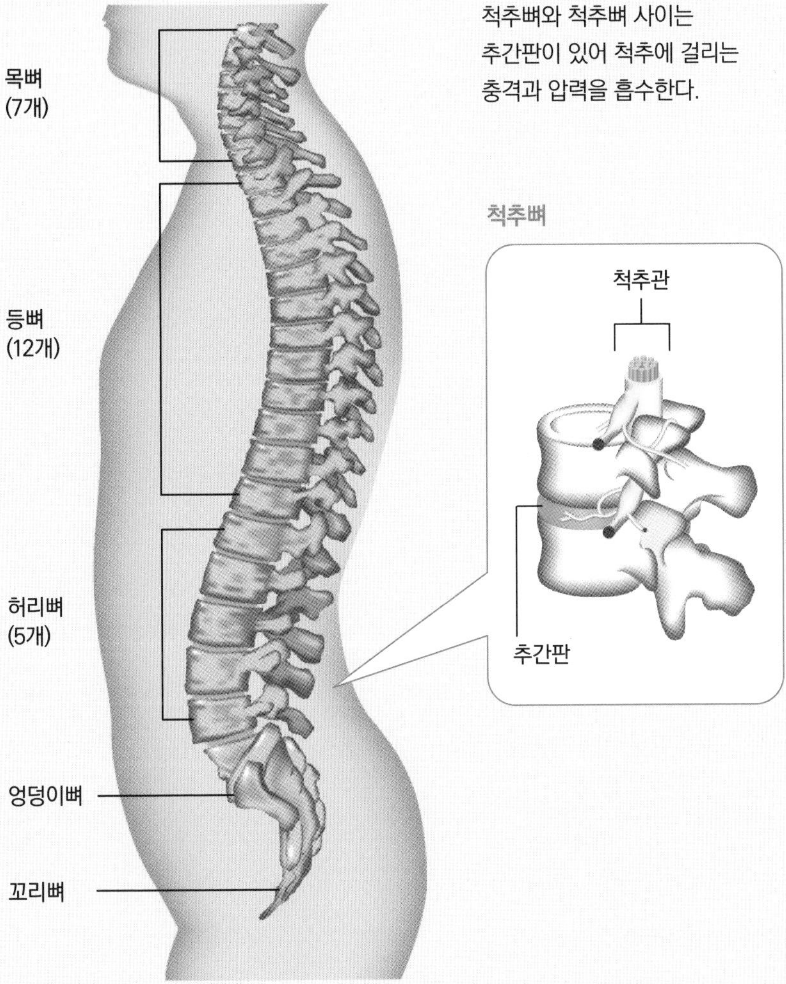

그렇다면 나쁜 자세란 어떤 자세일까요? 나쁜 자세를 알기 위해서는 우선 '좋은 자세'가 무엇인지 알아야 합니다.

일반적으로 우리가 자세를 유지할 수 있는 것은 척추뼈 때문입니다. 척추뼈는 목부터 엉덩이까지 뻗어있으며, 하나의 긴 뼈가 아닌 작은 뼈가 겹겹이 쌓인 형태입니다.

좀 더 세밀히 분류하면 척추뼈는 목·등·허리의 3부분으로 나뉘어 있습니다. 위로부터 7번째까지는 목뼈(경추), 목뼈 아래의 12개의 뼈는 등뼈(흉추), 등뼈 아래 뼈 5개는 허리뼈(요추)로 전부 24개의 척추뼈가 겹쳐있습니다. 허리뼈는 상반신을 지지하는 골반으로 이어집니다.

24개 척추뼈를 뼈 크기순으로 보면, 척추를 가장 아래에서 지지하는 허리의 척추뼈가 가장 크고, 허리뼈부터 목뼈로 올라갈수록 작아집니다. 가장 작은 목뼈는 무거운 머리를 받치고 있습니다.

머리의 무게는 체중의 약 10%로, 체중이 50kg인 사람의 머리 무게는 약 5kg입니다. 예를 들면 11파운드 볼링공이 약 5kg이므로, 우리가 지지해야 하는 머리 부위는 생각보다 상당히 무겁다는 것을 알 수 있습니다. 이 무게를 가느다란 목으로 지탱하기 위해서 척추가 S자 형태의 완만한 곡선을 이루고 있습니다(p.9 그림 참조). 이 S자 곡선은 마치 용수철과 같은 역할을 하고 있어, 걸을 때 지면에서 올라오는 충격 등을 흡수합니다.

S자 곡선에 대해 구체적으로 설명하자면, 목뼈는 살짝 젖혀져 볼록

한 부분이 앞으로 나와 있는 상태고, 등뼈는 목뼈와는 반대로 뒤로 휘어져 볼록한 부분이 등 뒤를 향한 상태이며, 허리뼈는 목뼈처럼 앞으로 볼록한 부분이 나오게 굽어있습니다. 이처럼 골반이 바로 서있으며 척추가 적절한 S자 선을 유지하는 자세가 좋은 자세입니다.

그렇다면, 나쁜 자세란 어떤 자세일까요? 골반이 기울어져 있고, 척추의 S자 곡선이 사라진 상태를 말합니다.

구체적으로 말하자면 목뼈가 뒤로 살짝 젖혀져 있지 않고, 등뼈의 곡선이 보통의 경우보다 심하게 휘었으며, 허리뼈가 앞으로 둥글게 휘어져 있지 않은 자세입니다. 대부분 새우등과 같은 자세가 떠오를 것입니다. 새우처럼 굽은 등은 최악의 자세입니다.

등이 굽으면 몸의 여러 부분에 필요 없는 힘을 더 많이 쓰게 돼, 각 부위의 노화가 촉진되고 다양한 병이 발생합니다. 굽은 등으로 인해 발생하는 다양한 증세와 질환들을 제1장에서 설명했습니다. 굽은 등이 얼마나 몸에 좋지 않고, 사람을 나이 들어 보이게 하는지 알게 될 것입니다.

나이 들어서도 반듯하고 꼿꼿한 자세를 유지하는 것이 젊음의 비결입니다. 이 책에서 소개하는 1분 체조로 건강하고 활력 있는 중년 이후의 생활이 펼쳐지기를 바랍니다.

기타사토대학 대학원 정형외과학 교수

타카히라 나오노부

목차

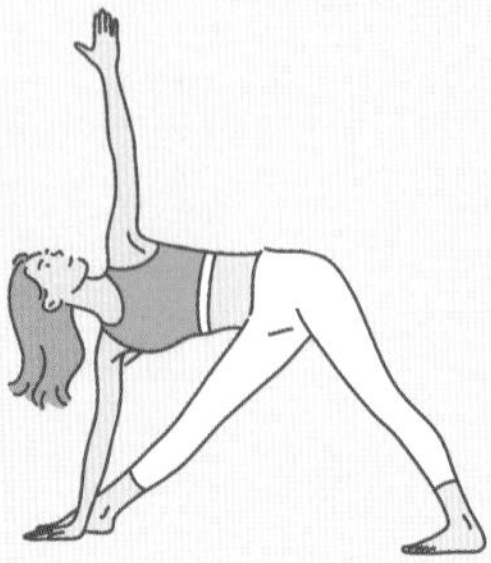

시작하기 전에

1분 체조로 굽은 등이 펴진다! • 4

굽은 등의 3가지 유형 • 6

책을 펴내며

반듯하고 꼿꼿한 자세를 유지하는 것이 젊음의 비결입니다 • 8

1부
굽은 등의 원인과 증상

제1장 굽은 등은 노화와 만병의 원인

등이 굽으면 10살은 더 늙어 보인다 • 20

등이 굽으면 허리, 어깨에 통증이 생긴다 • 24

등이 굽으면 고관절과 무릎에 통증이 생긴다 • 26

등이 굽으면 골절 위험이 높다 • 28

등이 굽으면 고혈압 · 피로 · 불면증에 시달린다 • 30

등이 굽으면 위장 · 방광에도 안 좋은 영향을 미친다 • 32

제2장 굽은 등의 유형

굽은 등의 3가지 유형, 목 · 등 · 허리 • 36
내 등이 굽었나 진단하기 • 38
굽은 등의 유형 판별법 • 40
굽은 등의 3가지 유형과 판별법 • 42
• 뒤통수가 벽에 닿지 않는다 → 굽은 목 • 44
• 벽과 허리 사이 주먹이 들어간다 → 굽은 등 • 45
• 뒤통수가 벽에 닿지 않고, 벽과 허리 사이 공간이 없다 → 굽은 허리 • 46

제3장 등이 굽는 이유

굽은 등의 주원인 : 장시간 핸드폰 사용, 컴퓨터 작업 • 50
굽은 등의 기타 원인 : 숙이고 걷기, 소파 생활, 책상다리, 복부비만… • 52
등을 굽게 만드는 좋지 않은 동작들 • 53
등을 굽게 만드는 안 좋은 습관 • 54
체험기 거북목·굽은 등으로 인한 심한 통증, 자세교정으로 고치다 • 56

2부 굽은 등 치료법

제4장 어떤 유형의 굽은 등도 고친다, 근막 라인 스트레칭

치료 포인트, 4대 근막 라인 • 62
근육 조직을 풀어주는 근막 라인 스트레칭 • 68
• 제1 근막, 백 라인 스트레칭 • 70
• 제2 근막, 프론트 라인 스트레칭 • 74
• 제3 근막, 래터럴 라인 스트레칭 • 78
• 제4 근막, 스파이럴 라인 스트레칭 • 82
체험기 1 사무직 업무로 생긴 굽은 등, 근막 라인 스트레칭으로 완치 • 86
체험기 2 피아니스트의 직업병, 근막 라인 스트레칭으로 고치다 • 87

제5장 3주 만에 목 통증이 사라진다, 1분 목 스트레칭

굽은 등을 유발하는 '경추증' • 90
굽은 목 치료하는 1분 목 스트레칭 • 92
실전 1단계, 1분 목 스트레칭 • 94
2단계, 가슴 펴기 스트레칭 • 98
체험기 1분 스트레칭으로 통증이 사라지고 외모도 젊어졌다 • 102

제6장 굽은 등 치료에 효과! 1분 벽 밀기 체조

1분 벽 밀기 체조가 효과적인 이유 • 106
근육의 균형을 잡아주는 '1분 벽 밀기'와 '벽 보고 스쾃하기' • 110
굳은 근육을 풀어주는 '1분 벽 밀기 체조' • 112
늘어난 근육을 단련하는 '벽 보고 스쾃하기' • 115
리포트 운동 후 효과가 바로 나타나는 1분 벽 밀기 체조와 벽 보고 스쾃하기 • 116
체험기 운동 부족으로 인한 굽은 등, 1분 벽 밀기 체조 후 1개월 만에 개선 • 117

제7장 허리 통증을 낫게 하는 1분 허리 스트레칭

척추뼈 하나하나를 잘 움직이게 하는 것이 중요하다 • 120
1분 허리 스트레칭으로 허리 통증 환자 80%가 좋아졌다! • 122
- 1분 허리 스트레칭 1 • 비틀기 스트레칭 • 126
- 1분 허리 스트레칭 2 • 수건 스트레칭 • 128
- 1분 허리 스트레칭 3 • 굽히기 스트레칭 • 130
- 1분 허리 스트레칭 4 • 엎드려 스트레칭 • 132

체험기 척추골절로 생긴 굽은 허리, 1분 허리 스트레칭으로 완치 후 여행을 즐기다 • 134

제8장 굽은 등 예방을 위한 일상 수칙

계속 같은 자세는 No! 30분마다 등을 펴라 • 138
앉아있을 때 척추를 바로 서게 하기 위한 수칙 • 140
수건을 말아 골반 세워 앉기 • 142
허리에 좋은 바른 자세 수면법 • 144
굽은 등 예방을 위한 일상 수칙 • 146

제9장 척추골절 대책

등 · 허리가 굽고 키가 줄어드는 척추골절 • 152
척추골절 예방 대책, 골량 증가와 척추 근육 강화가 중요 • 154
• 척추골절 대책 1 • 뒤꿈치 떨구기, 뼈에 자극을 줘서 골량을 늘린다 • 156
• 척추골절 대책 2 • 날갯짓 체조, 등뼈를 지지하는 근육을 단련한다 • 157
척추를 튼튼하게 하는 식사법 • 158
골량을 늘려주는 보조약 • 160
척추골절로 부서진 뼈를 복원하는 BKP 수술 • 163

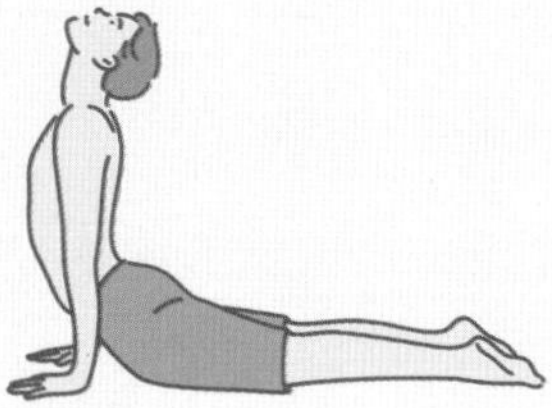

1부

굽은 등의 원인과 증상

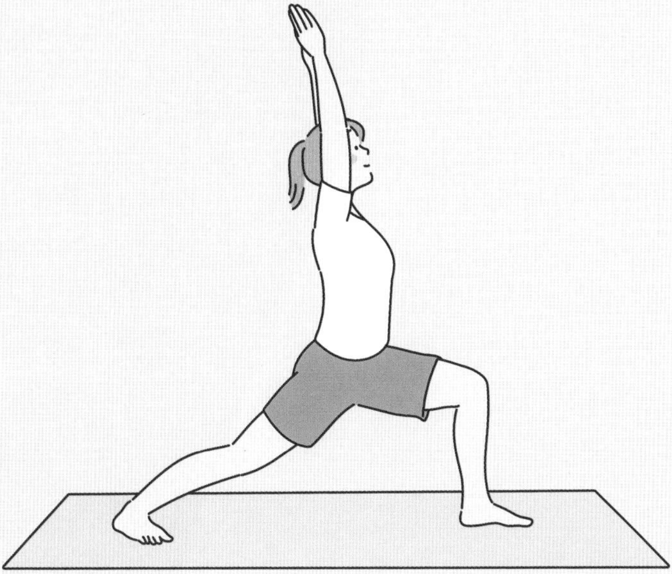

제1장

굽은 등은 노화와 만병의 원인

등이 굽으면 나이보다 더 들어 보이고,
목·어깨·허리 통증은 물론
고혈압, 변비, 빈뇨까지 나타난다.

타카히라 나오노부
하라 노부히로
야마구치 마사타카

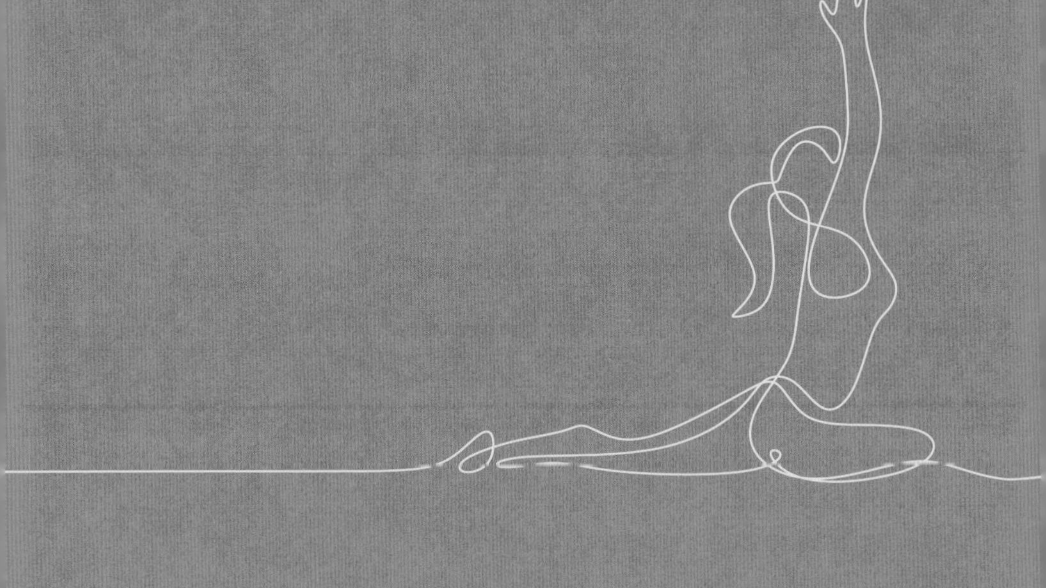

등이 굽으면 10살은 더 늙어 보인다

자세가 반듯하면 키도 커 보이고 훨씬 젊어 보인다. 반대로 등이 굽으면 10살은 나이 들어 보이고, 자율신경계가 흐트러져 몸 상태도 나빠진다.

사람들은 왜 반듯하고 꼿꼿한 자세를 좋아할까?

'등이 굽으면 10살 정도는 더 나이 들어 보이니까'
'등이 굽으면 키도 작아 보이고 늘씬해 보이지 않아서'
'등이 굽으면 옷을 입어도 스타일이 살지 않아서'

많은 사람들이 이런 생각을 가지고 있다.

미용 관련 회사가 20~50대 여성 600명을 대상으로 '여성의 자세에 관한 조사'를 실시했다. 그 결과, '등이 굽은 여성은 실제 나이보다 더 들어 보인다'라고 대답한 사람이 전체 응답자의 약 91%로 나타났다. 또 등이 굽은 사람은 실제 나이보다 몇 살 정도 나이가 들어 보이는지에 관한 질문에 '4~6세'라고 답한 사람이 66.7%로 가장 많고, 그다음은 '1~3세'라고 답했다고 한다.

등이 굽은 사람은 왜 나이가 들어 보이는 걸까?

단순하게 생각하면, 아마도 대부분의 사람들이 나이 드신 분들 중 등이 굽은 분들이 많다는 인식을 갖고 있어서, '굽은 등 = 노인'이라는 등식이 머릿속에 떠오르기 때문일 것이다. 사람들의 인식뿐 아니라 실제 의학적으로도 등이 굽은 사람들은 몸의 라인이 무너졌을 가능성이 크다.

등이 굽으면 몸통의 힘이 약해져서 배를 조이는 힘이 제대로 작용하지 않는다. 게다가 등이 굽으면 자연스럽게 골반 위가 뒤로 젖혀지는 자세가 된다. 내장을 아래에서 받치는 골반이 뒤로 젖혀지면 내장이 아래로 늘어져 아랫배가 볼록 나오게 된다. 등이 굽은 데다가 배가 나오면 10살 정도 나이 들어 보이는 것이 전혀 이상하지 않다.

그런데 겉모습이 늙어 보이는 건 둘째 문제다. 굽은 등이 외모에 미치는 영향보다 더 심각한 것은 건강을 위협하는 아주 위험한 자세라는 것이다.

늘 피로감을 느낀다거나, 무기력하고 몸이 늘어지며, 잠을 잘 이루지 못하고, 정신적 부조화를 겪는 등 몸 상태가 좋지 않은 사람이라면 자세를 의심해봐야 한다. 이들 중 상당수는 자율신경이 흐트러져 있고, 그 원인이 굽은 등 때문일 수 있다.

자율신경이란 자신의 의지와 상관없이 혈관이나 내장의 움직임을 조정하는 신경으로, 활동적일 때 우위가 되는 교감신경과 휴식을 취할 때 우위가 되는 부교감신경이 있다. 이 두 가지가 균형을 이룰 때 우리 몸은 건강을 유지할 수 있다.

등이 굽으면 등 주위의 근육이 항상 긴장한 상태가 된다. 근육이 긴장되면 뇌와 몸을 이어주는 신경과 혈관에 크게 부담이 생겨서 자율신경의 작용에 좋지 않은 영향을 미친다. 자율신경은 척추뼈 속의 척수를 지나가기 때문에, 등이 굽은 상태가 지속되면 자율신경에 나쁜 영향을 줄 수 있다.

자율신경계에 이상이 생기면 몸 전체의 혈액 순환이 나빠지고, 근육이 긴장 상태가 계속되면 피로감과 무기력증, 불면증 등이 나타나면서 몸 상태가 좋지 않게 된다. 이런 경우 병원에 가서 진찰을 받으면 '원인 불명'이라는 진단이 나오기 쉬운데, 실제로는 굽은 등으로 인한 자율신경계의 혼란 때문인 경우가 많다.

굽은 등으로 인해 자율신경계의 기능이 흐트러지면 집중력이 떨어지고, 기분이 가라앉거나 우울감이 들 수도 있다.

잠깐만이라도 하던 일을 멈추고 등줄기를 쫙 펴보자. 왠지 밝고 긍정적인 기분이 될 것이다. 자세는 기분까지도 좌우할 수 있다.

굽은 등과 자율신경계의 관계

자율신경은 척추뼈 속을 지나고 있어서 등이 굽은 상태가 지속되면 원활하게 작용하지 않을 수 있다. 자율신경의 균형이 흐트러지면 몸이 피로하고 나른하며 잠을 잘 못 이루는 등 여러 가지 좋지 않은 증세가 나타난다.

자율신경이 정상인 경우

혈관과 내장이 정상 기능을 해서 건강한 상태가 유지된다.

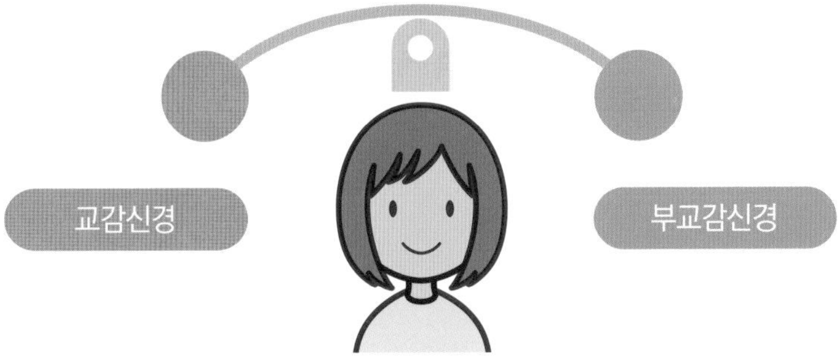

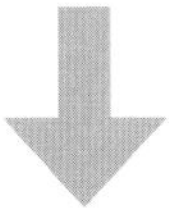

굽은 등 때문에 자율신경계가 흐트러지는 경우

교감신경과 부교감신경의 균형이 무너지면 육체적·정신적으로 여러 가지 안 좋은 증세가 나타난다.

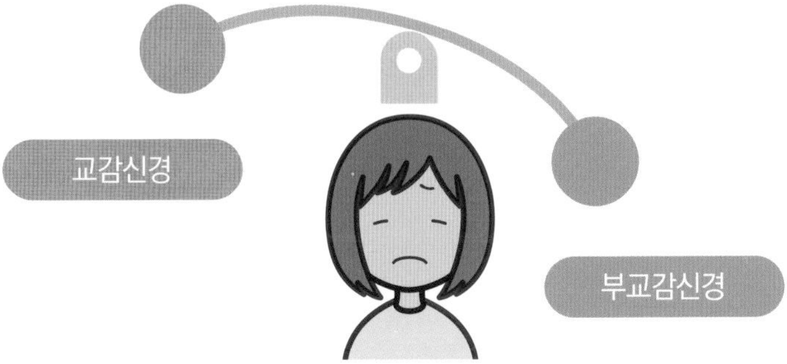

피로감, 나른함, 불면증, 고혈압, 부종이 생길 수 있다.

등이 굽으면 허리, 어깨에 통증이 생긴다

등이 굽으면 허리는 물론, 어깨, 목 등에 영향을 미친다. 허리부터 시작해서 목과 어깨에 통증이 오고 나중에는 경추증, 척추관 협착증까지 발생할 수 있다.

굽은 등 때문에 발생하는 여러 가지 증세를 더 자세히 알아보자.

등이 굽으면 등뼈와 깊게 관련된 목·어깨·허리에 통증이 있거나 이들 부위가 결리는 증상이 나타난다.

목은 머리를 직접 받치고 있으므로 그 무게를 견뎌야 한다. 머리의 무게는 보통 몸무게의 10% 정도라서 체중 60kg인 사람은 머리의 무게가 약 6kg이다. 등뼈가 완만한 S자 곡선을 이루는 경우 머리의 무게를 흡수해서 분산시킬 수 있다. 하지만 핸드폰을 많이 보는 등 턱을 앞으로 쭉 빼고 있는 자세(거북목, 자세한 내용은 50~51쪽 참조)를 오래 유지하는 사람은 목의 부담이 커진다.

어깨 역시 머리와 팔을 지탱해야 한다. 한쪽 팔의 무게는 체중의 약 8%이고 양팔은 약 16%, 여기에 머리의 약 10%를 더하면 26%, 즉 체중의 4분의 1이 어깨에 있는 승모근(등세모근), 견갑거근(어깨올림근) 등의 근육과 척추에 부담을 준다. 뿐만 아니라 등이 굽은 사람은 목과 어깨가 유난히 뻣뻣하게 긴장해 혈류가 나빠지고 어깨결림이나 통증이 더욱 악화한다.

더욱이 허리는 흉곽과 양팔과 머리를 지탱하고 있으므로 허리뼈에는 정말 큰 무게가 실린다. 굽은 등 상태가 오랜 기간 지속되면 목뼈(경추)가 변형되거나 염증이 발생하는 경추증이 나타나기도 하고, 등에 갑자기 급격한 통증이 발생하기도 한다. 척추의 뼈에는 추공이라는 구멍이 있고, 이 구멍이 이어지면서 생기는 빈 공간을 척추관이라고 한다. 굽은 등 때문에 척추나 추간판이 변형되면 척추관이 좁아져서 그 속의 신경이 압박받게 되어 척추관 협착증이 발생하기도 한다.

현대인들 중에 허리 통증과 어깨결림을 호소하고 있는 사람이 많은데, 대부분 굽은 등이 주요 원인 중 하나인 것으로 분석되고 있다.

어깨와 목을 받쳐주는 주요 근육

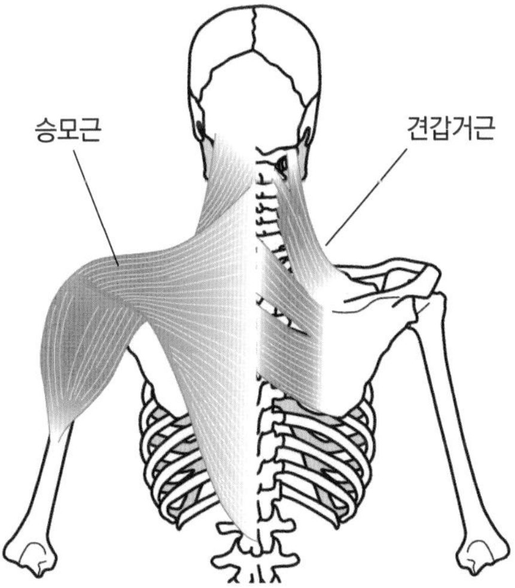

승모근과 견갑거근이 체중의 4분의 1을 받치고 있고, 이 무게가 척추에 실린다.

등이 굽으면 고관절과 무릎에 통증이 생긴다

등이 굽은 채로 활동을 계속하면 고관절과 무릎에 무리가 가 통증이 발생한다. 결국 활동량이 줄어들게 돼 치매 위험이 2~4배 증가한다는 보고까지 있다.

굽은 등 때문에 어깨결림이나 허리 통증이 생기는 건 그럴 수도 있겠다 싶지만, 그뿐 아니라 하반신의 고관절과 무릎에도 좋지 않은 영향을 미친다.

사람이 바로 설 때 비틀거리지 않고 안정되게 서있을 수 있는 것은 무게 중심이 양발의 발바닥에 있기 때문이다. 등이 굽게 되면 머리의 위치가 앞으로 쏠려 바닥 기저면의 무게 중심도 앞으로 이동한다. 그러면 몸의 균형이 무너져서 불안정하게 되기 때문에 고관절과 무릎을 구부리고 허리도 약간 뒤로 내밀어 중심을 원래의 위치로 돌리려 한다. 이 과정을 통해 몸이 균형을 잡고 앞으로 넘어지는 것도 막을 수 있지만, 고관절과 무릎에는 부담이 커져서 통증이 나타난다. 고관절과 무릎에 통증이 있으면 걷는 데 방해가 되고 그대로 두면 여러 가지 나쁜 영향이 나타난다.

일단 고관절과 무릎에 통증이 있으면 밖에 나가기 싫어진다. 외출을 할 수는 있어도 통증 때문에 멀리 나가기는 힘들다. 자연히 활동량은 줄고 근육이 쇠퇴한다. 외출이 줄어들면 사람들과 만나서 이야기하는 기회라든가 외부 환경에서 받는 여러 가지 자극이 줄어든다. 이처럼 사회성이 떨어지면 치매 발생 가능성이 높아진다는 사실이 많은 연구에서 밝혀졌다. 구체적으로는 2~4배 정도 위험도가 높아진다고 한다.

굽은 등이 노화에 영향을 미친다는 사실은 누구나 알고 있다. 한술 더 떠서 굽은 등을 방치하면 치매로 이어진다니, 얼마나 무서운 일인가.

굽은 등이 고관절과 무릎 통증을 유발한다

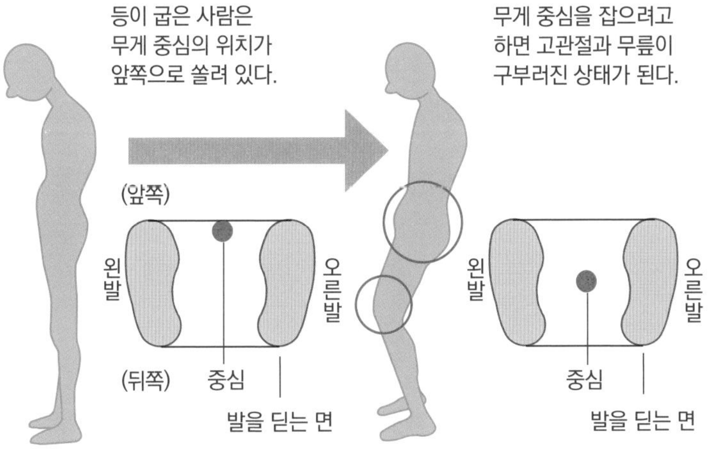

몸의 균형을 잡으려고 고관절과 무릎을 계속 굽힌 채로 있으면 관절의 부담이 커져 통증이 발생한다.

등이 굽으면 골절 위험이 높다

등이 굽으면 똑바로 서있기 힘들고, 중심 잡기가 잘 안 돼 넘어지기 쉽다. 나이 든 사람들은 한번 넘어지면 골절이 되기 쉽고 심한 경우 영영 못 일어날 수도 있다.

등이 굽으면 보통 골반이 뒤로 기울어진다. 그 때문에 골반과 이어진 고관절이 뒤로 젖혀져 골반 속에 있는 장요근이 늘어난 상태가 된다. 장요근은 허리뼈와 골반을 넓적다리뼈까지 이어주는 근육으로 허벅지와 무릎을 들어 올릴 때 사용된다. 근육이 계속 늘어나 있으면 마치 고무줄을 계속 늘려놓은 것처럼 약해지는데, 장요근도 이처럼 늘어난 상태면 당연히 약해진다. 등이 굽은 사람은 장요근이 늘어나 있어 근력을 발휘하기 어려운 상태이기 때문에, 비틀거릴 때 발을 내디딜 타이밍이 늦어져 앞으로 넘어지기 쉽다.

등이 굽은 사람은 등뼈의 유연성이 안 좋아 등뼈를 똑바로 세우지 못하는데, 이 또한 넘어지기 쉬운 조건이 된다. 실제로 등이 굽은 사람은 그렇지 않은 사람에 비해 앞으로 넘어질 확률이 1.4배나 된다는 조사 결과가 있다.

골다공증인 사람은 특히 앞으로 넘어지면 뼈가 쉽게 부러지므로 주의해야 한다. 이런 사람은 넘어지게 될 경우 거의 정해진 부위에서 골절이 일어나는데, 이때 손으로 바닥을 짚으면 손목이 골절될 수 있다. 엉덩방아를 찧으면 허벅지 부위의 뼈에 쉽게 골절이 일어난다.

손목 골절이라면 깁스로 고정해서 일상생활을 할 수 있지만, 대퇴골경부에 골절이 생기면 회복이 더딘 노인들은 누워서 지내야 하기도 한다.

2019년 일본 후생노동성의 국민생활 기초조사 결과 간병이 필요한 질병 1위는 치매, 2위는 뇌졸중, 3위가 고령으로 인한 쇠약증, 4위가 골절로 나타났다. 여기서 말하는 골절은 대부분 대퇴골경부 골절이다. 굽은 등을 대수롭지 않게 생각해서는 절대 안 된다.

간병이 필요한 질병 (%)

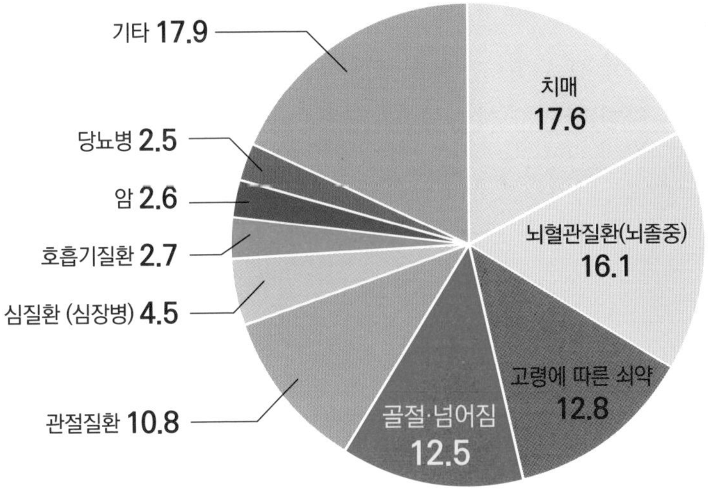

등이 굽은 사람은 척추골절에 주의해야 한다.

일본 후생노동성 2019년 국민생활 기초조사

등이 굽으면
고혈압 · 피로 · 불면증에 시달린다

등이 굽은 사람은 가슴을 활짝 펴고 크게 심호흡하기가 어렵다고 호소한다. 그래서 등이 굽으면 호흡이 부족해지고 그로 인해 고혈압, 피로감, 불면증이 생길 수도 있다.

숨을 크게 들이쉬면 늑골이 움직이고 그에 따라 늑간근이 늘어난다. 늑골이 크게 부풀수록 숨을 크게 들이쉴 수 있다.

하지만 등이 굽으면 늑골이 충분히 부풀지 않아 호흡이 얕아지고 폐활량이 줄어들기 쉽다. 또 근육 자체에도 스트레스가 발생한다. 긴장한 상태나 불안한 상태가 되면 호흡이 더욱 얕아진다.

사람의 몸은 긴장하거나 불안할 경우 교감신경(심신의 작용을 활발하게 만드는 자율신경)이 활발하게 작용하게 되고, 호흡의 횟수를 증가시켜서 산소 부족을 해소하려 한다. 교감신경은 혈관을 수축시키는 작용을 하므로 이렇게 되면 고혈압의 위험이 커진다. 혈관이 수축해서 혈류가 나빠지면 조금만 걷거나 움직여도 부종이 생기고, 피로감과 나른함, 무기력증, 불면증에 시달리기 쉽다.

결국, 등이 굽은 사람은 얕은 호흡으로 인한 산소 부족으로 호흡이

가빠지고, 이 때문에 교감신경이 활성화되고 자율신경의 균형이 흐트러지게 되어 만성피로, 무기력증, 불면증 등이 생길 수 있다. 이런 점에서 굽은 등을 그대로 방치하는 것은 무척 위험하다.

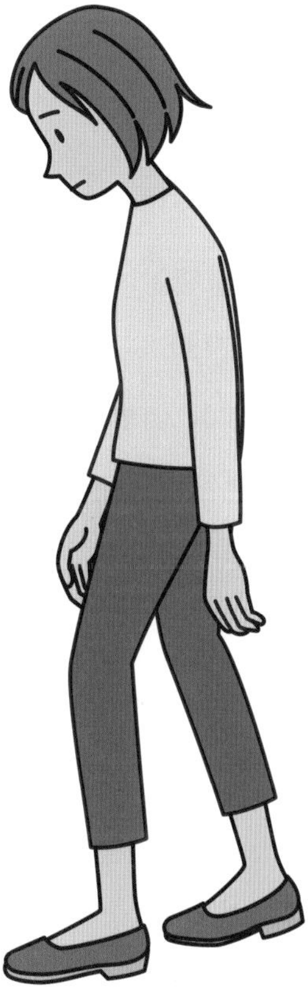

등이 굽으면 위장 · 방광에도 안 좋은 영향을 미친다

굽은 등은 내장기관에도 영향을 준다. 오랜 기간 몸이 구부러진 채로 생활하다 보면 위장과 방광이 압박받게 되고, 이로 인해 역류성 식도염, 변비·빈뇨가 생길 수 있다.

등이 굽으면 내장에도 나쁜 영향을 미친다. 등이 굽어 둥글게 말리면 내장이 있는 복강이 좁아져서 몸속 장기가 압박받는다. 예를 들어 명치 부근의 위가 압박받으면 나중에는 위산과 위의 내용물이 식도를 역류하는 역류성 식도염이 된다.

역류성 식도염의 대표적인 증상은 가슴 쓰림과 위산과다증이다. 가슴 쓰림 증상은 사람마다 느껴지는 게 다른데, 많은 경우 '가슴 부근이 답답하고 괴롭다', '가슴이 메슥거린다'는 등의 증세를 보인다. 위산과다는 산성의 위액이 가슴, 목, 입까지 올라오는 증상이다.

굽은 등과 역류성 식도염의 관계에 대해서 재미있는 보고가 있다. 똑바로 선 자세에서 위로 올려다보는 작업을 하는 배 농가 사람과 웅크리고 앉아서 아래를 보면서 작업하는 딸기 농가 사람 중 딸기 농가 사람들의 역류성 식도염 발생비율이 높다고 한다.

웅크리고 작업을 할 때는 아무래도 등이 둥글게 말린 새우등 자세가 된다. 이런 사례에서도 알 수 있듯 등이 굽으면 역류성 식도염이 발생하기 쉽다는 것은 확실해 보인다. 등이 굽은 사람은 식도열공탈장이 일어나기 쉽다는 보고도 있다. 흉곽 아래에는 돔 모양의 횡격막이라는 근육막이 있다. 식도는 횡격막에 있는 식도열공 구멍을 관통해 위로 이어진다. 그런데 원래 식도열공의 아래에 있어야 할 위가 식도열공을 통해 위로 솟아오른 상태가 되는 것이 식도열공탈장이며 역류성 식도염의 가장 큰 원인으로 알려져 있다.

또 등이 굽은 사람은 골반이 뒤로 기울어져 있어 내장이 아래로 처지기 쉬우므로 방광이 압박받을 때가 있다. 그러면 소변을 참기 힘들고, 화장실에 자주 가는 빈뇨가 발생한다.

마찬가지로 위장이 압박받게 되면 소화 흡수에 좋지 않은 영향을 미치는 데다, 장의 연동운동이 저하되어 변이 장 안에 있는 시간이 길어지고 변비가 발생하기 쉽다.

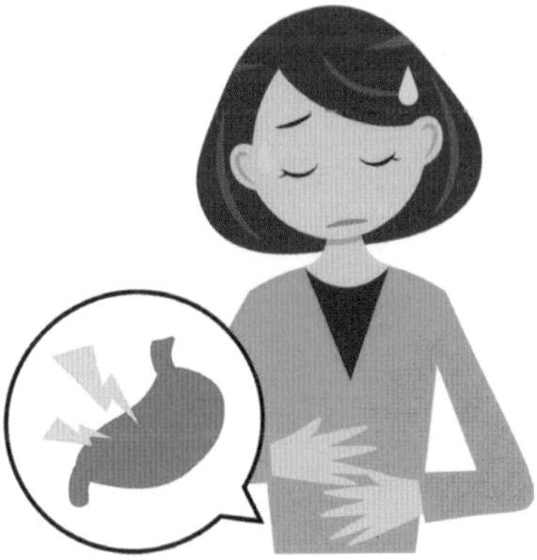

등이 굽은 사람은 역류성 식도염이 발생하기 쉽다.

제2장

굽은 등의 유형

굽은 등은 굽은 목 · 굽은 등 · 굽은 허리
3가지 유형으로 나뉘며,
통증의 정도와 유발 증상, 치료법이 모두 다르다.

하라 노부히로
야마구치 마사타카

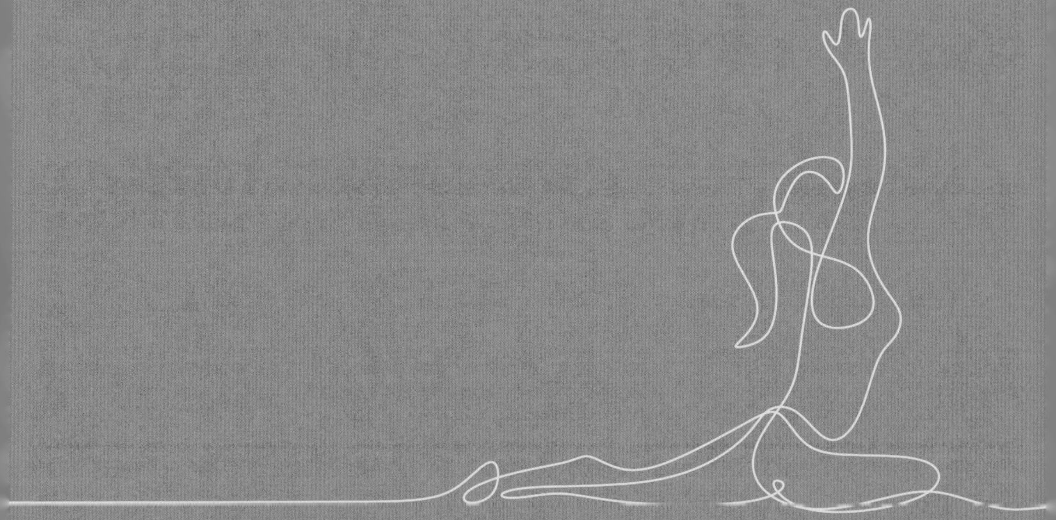

굽은 등의 3가지 유형, 목·등·허리

굽은 등은 굽은 목, 굽은 등, 굽은 허리의 3가지 유형으로 나뉜다. 이들은 서로 관련이 있으므로 각각의 유형을 알고 재빨리 대처하는 것이 중요하다.

서양인은 동양인보다는 등이 굽은 사람이 적은 편이다. 이에 비해 한국이나 일본 등 좌식 생활을 하는 동양인들은 굽은 등이 되기 쉽다. 그래서 특별히 자세에 더 주의해야 한다. 지금까지는 굽은 등으로 인해 많은 문제가 생길 수 있다고 설명했다. 여기에서는 제1장에서 이야기한 다양한 증세가 어떤 종류의 굽은 등에서 잘 나타나는가를 설명하려 한다.

굽은 등은 크게 3가지 유형으로 나뉜다.

첫 번째는 목부터 등이 약간 말려있는 '굽은 목'이다. 최근 '일자목'이라는 단어를 들어본 적이 있을 것이다. 턱을 내민 채로 핸드폰 화면을 장시간 보거나, 노트북 컴퓨터로 오랜 시간 작업을 계속하면 몸을 항상 숙이고 있는 자세가 된다. 이렇게 되면 원래 완만한 곡선을 이루며 약간 앞으로 굽어야 할 목뼈가 일자가 되어버린다. 이러한 일자목도 굽은 목의 일종이다.

두 번째는 등 중앙에서 완만하게 굽어야 할 허리가 심하게 구부러진 '굽은 등'이다. 이렇게 휘어진 허리를 영어로 '스웨이 백(sway back)'이라고 하고, 우리말로는 '척추만곡증'이라고 한다. 휘어진 방향에 따라 앞으로 휘면 척추전만증, 뒤로 휘면 척추후만증, 옆으로 휘면 척추측만증으로 나뉜다. 얼핏 보면 굽은 등이 아니라고 생각되는 '숨겨진 굽은 등'도 있다.

세 번째는 '굽은 허리'다. 앞으로 숙인 형태가 되어야 할 허리의 S자 곡선이 완전히 펴진 상태로 '플랫 백(flat back)'이라고도 부른다.

굽은 등의 3가지 유형 중에서 대개 중장년에게는 굽은 등이나 굽은 허리가 많이 나타나고, 젊은 사람들에게는 굽은 목이 많이 나타난다.

무엇보다 이 3가지 유형은 서로 관련이 있다. 예를 들면 허리가 자연스러운 S자 곡선을 이루지 못하고 지나치게 휜 사람은 그 역할을 위에 있는 등뼈로 대체하기 때문에 나중에 굽은 등, 굽은 목으로 이어진다. 처음에는 굽은 목이었던 사람도 방치하게 되면 같은 원리로 나중에 굽은 등, 굽은 허리로 진행된다. 굽은 등이 더 큰 질환으로 발전하는 것을 막으려면 각각의 유형을 알고 재빨리 대처하는 것이 중요하다.

내 등이 굽었나 진단하기

내 등이 굽었는지 아닌지 언뜻 외관으로는 알 수 없다. 다음에 나오는 진단 방법에 따라 체크해보자. 똑바로 서서 손을 아래로 내려보면 확인할 수 있다.

자신이 굽은 등인지 아닌지 확인하는 방법은 매우 간단하다. 먼저 거울 앞에서 서서 양팔을 늘어뜨린다. 그때 손바닥이 향한 방향을 확인해본다.

손바닥이 허벅지 쪽 바로 옆에 딱 닿아있고 엄지가 몸의 정면을 향해 있다면 등이 바로 서있는 좋은 자세다. 손바닥이 약간 앞으로 향해 있다면 더욱 좋은 자세다.

팔이 몸 바로 옆이 아니라 조금 앞쪽에 있고, 심지어 손바닥이 약간 뒤로 향해 있으면서 검지가 엄지보다 앞으로 튀어나와 있는 사람은 안타깝지만 굽은 등이라고 할 수 있다. 굽은 등일 때는 등뼈가 구부러지고 어깨뼈가 바깥쪽으로 열려 말린 형태가 되기 때문에 손바닥이 뒤로 향하게 되고, 검지가 앞으로 오게 된다.

이것은 정형외과에서 유명한 진단법으로 목뼈 7번과 검지의 관계로 설명하기도 한다. 사람의 몸은 목뼈 7번 바로 아래에 검지가 오게 되어있다(목뼈 7번과 같은 위치에 검지가 오게 되어있다). 등이 굽은 사람은 목이 앞으로 나오기 때문에 목뼈 7번도 앞으로 기울어져 그와 함께 검지가 앞으로 나온다. 여기서 굽은 등으로 판별된 사람은 다음 페이지에서 자신이 어떤 유형의 굽은 등인지 확인해보자.

목뼈 7번의 위치

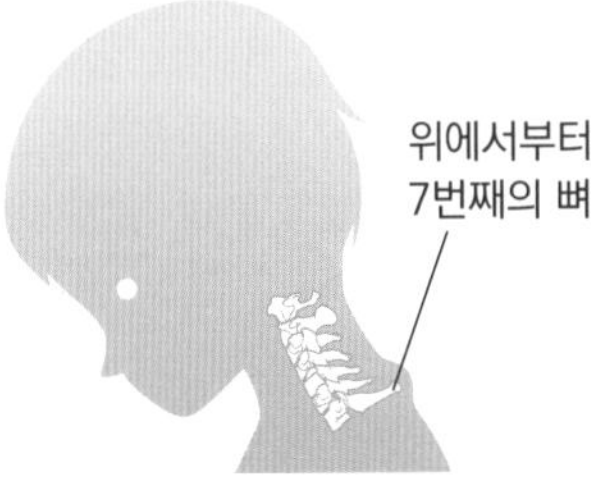

목을 앞으로 구부렸을 때 뼈가 가장 튀어나온 곳

손바닥의 방향으로 판별하는 굽은 등 진단법

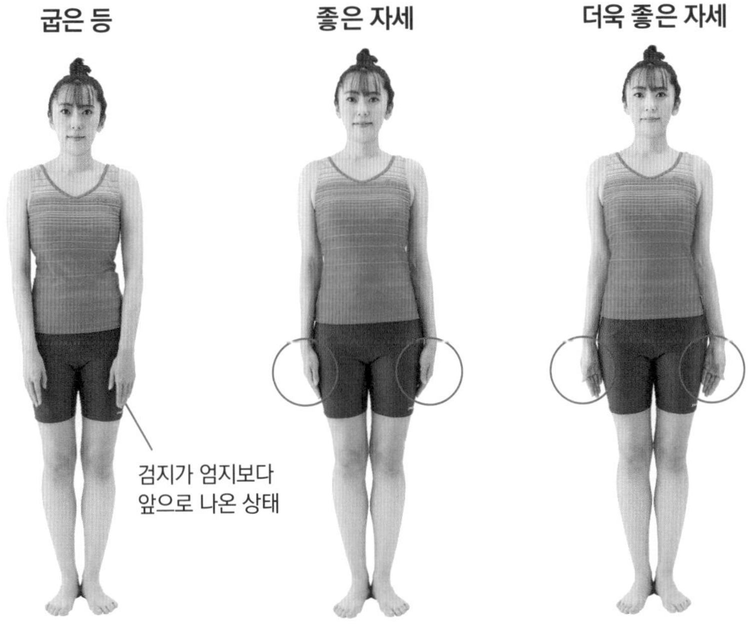

팔이 몸에서 약간 앞으로 나오고 손바닥은 약간 뒤로 향하게 되며, 검지가 엄지보다 앞으로 나온다.

손바닥이 허벅지 바로 옆에 딱 붙고, 엄지가 몸의 정면을 향하고 있다.

손바닥이 약간 앞으로 향하고 있다.

굽은 등의 유형 판별법

등이 굽었다면 목, 등, 허리 어디에서 비롯되었는지 알아야 고칠 수 있다. 벽에 등을 대고 서서 뒤꿈치, 엉덩이, 어깨뼈, 뒤통수가 닿는 상태를 확인해 굽은 등의 유형을 확인한다.

이제 굽은 등의 유형을 확인해보자. 먼저 벽에 등을 대고 선다. 이때 반드시 고관절과 무릎은 구부리지 말고 똑바로 펴야 한다.

1 뒤꿈치, 2 엉덩이, 3 어깨뼈, 4 뒤통수 등 네 곳이 무리 없이 벽에 닿으면서 허리와 벽 사이에 손바닥 하나가 들어갈 공간이 있다면 좋은 자세다. 앞 페이지에서 굽은 등으로 판정된 사람이라면 이런 자세가 나오지는 않을 것이다.

이번에는 뒤통수와 허리 그리고 벽과의 공간을 살펴봄으로써 굽은 등의 유형을 나누어보자.

뒤꿈치, 엉덩이, 어깨뼈는 무리 없이 벽에 닿지만, 뒤통수가 잘 닿지 않는다. 허리와 벽 사이에 손바닥 두께만큼의 공간이 생긴다. → ❶ 굽은 목

어깨뼈, 엉덩이, 뒤꿈치는 무리 없이 벽에 닿지만, 뒤통수는 벽에 대려고 해도 어떻게든 약간 떨어지거나, 뒤통수가 벽에 닿더라도 턱이 들어 올려진다. 아니면 허리와 벽 사이에 주먹 또는 두 손바닥을 겹친 것 이상의 공간이 생긴다. → ❷ 굽은 등

어깨뼈, 엉덩이, 뒤꿈치가 벽에 붙지만, 뒤통수는 벽에서 떨어진다. 등과 벽 사이에 틈이 없고 손바닥이 아예 들어가지 않는다. → ❸ 굽은 허리

좋은 자세

❶ 굽은 목

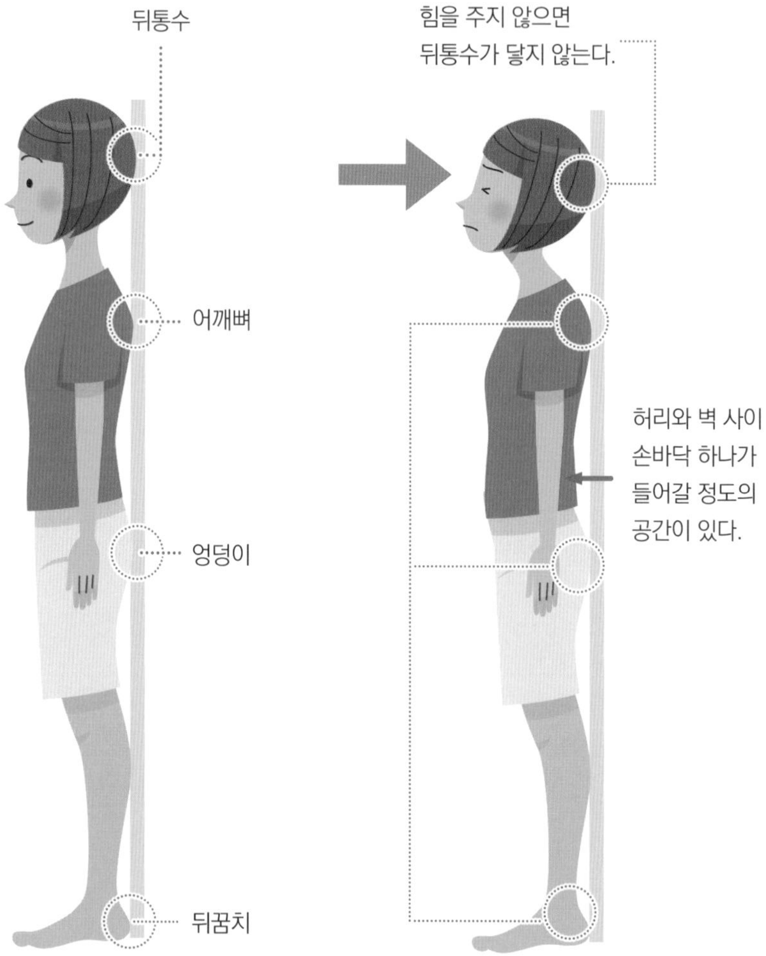

뒤꿈치, 엉덩이, 어깨뼈, 뒤통수가
무리 없이 벽에 붙는다.

❷ 굽은 등

뒤통수가 벽에서
떨어지거나 벽에
붙더라도 턱이 들린다.

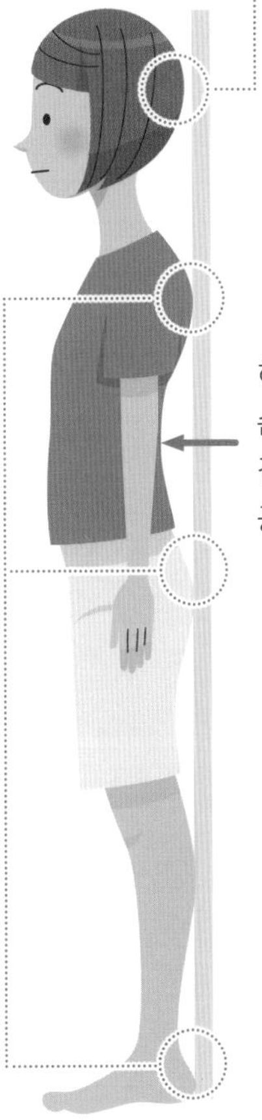

허리와 벽 사이에
손바닥 두 장을
겹친 것 이상 들어갈
공간이 있다.

❸ 굽은 허리

뒤통수가
벽으로부터
떨어진다.

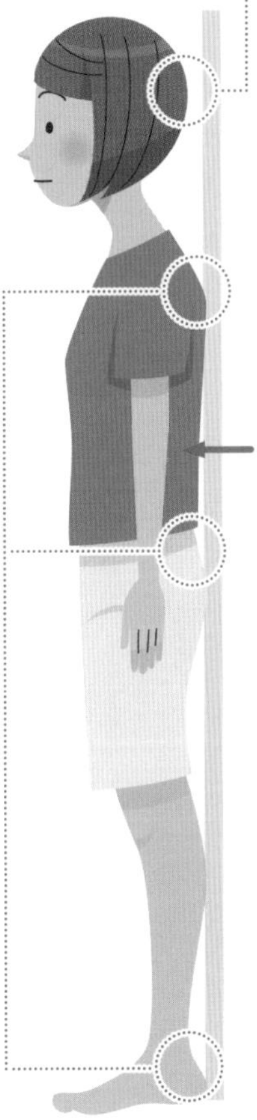

허리와 벽
사이에 손이
들어가지
않는다.

뒤통수가 벽에 닿지 않는다 → 굽은 목

두통, 경추증, 어깨결림, 손끝의 통증이 자주 나타난다.

목이 굽은 사람의 특징

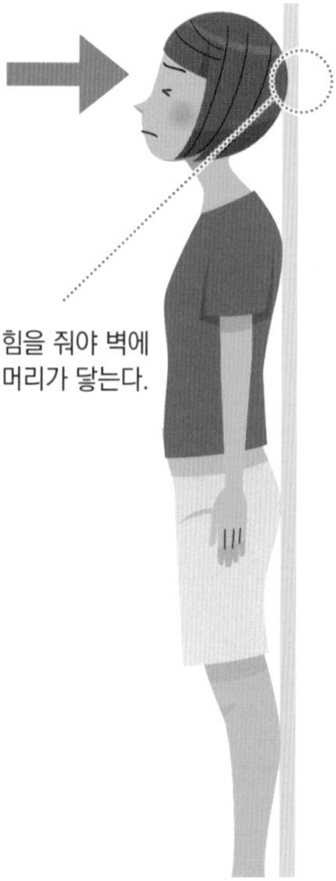

목이 굽은 사람은 등을 벽에 대고 섰을 때 뒤꿈치, 엉덩이, 어깨뼈는 벽에 닿지만 뒤통수가 닿지 않는다. 하지만 몸에 힘을 주면 의외로 쉽게 닿거나, 간신히 벽에 닿기도 한다.

목이 굽은 사람은 앞으로 살짝 휘어져 있어야 하는 목뼈의 곡선이 사라져 일자로 되어 있다.

그러면 머리의 무게가 직접 목뼈에 전달되어 목과 어깨 근육에 과도한 부담이 생기고, 이 때문에 어깨결림이나 목의 통증, 두통이 생긴다. 그뿐만 아니라 목뼈를 통과하는 신경이 압박받아 경추증성 신경근병증이 발생하기도 한다. 그로 인해 손가락 통증과 저림으로 고민하는 사람도 있다.

벽과 허리 사이 주먹이 들어간다 → 굽은 등

등과 허리 통증, 척추골절이 발생하기 쉽다.

등이 굽은 사람의 특징

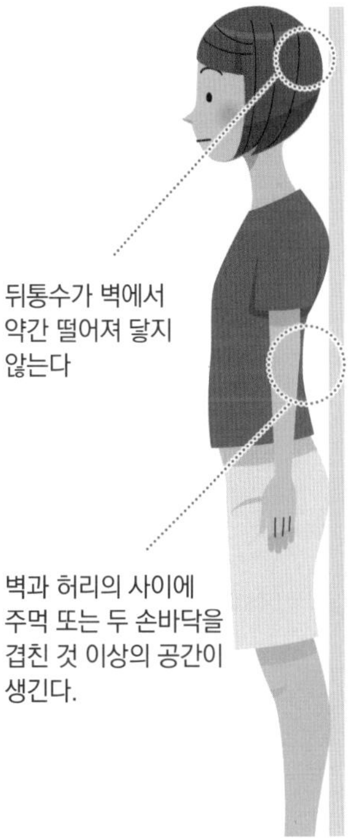

벽을 등지고 섰을 때, 벽과 허리 사이에 주먹 하나, 혹은 손바닥 두 개가 들어갈 만한 공간이 있는 사람은 '굽은 등'이다. 이런 사람은 허리가 심하게 젖혀져 있어, 그 부분의 근육이 과도하게 긴장해서 만성 허리 통증이 생기기 쉽다. 또, 등에 강한 통증이 오는 급성 등 통증이 생기기도 한다. 그렇게 되면 척추가 변형되어 척추골절의 위험성도 높아진다. 허리가 많이 젖혀져 있는 것이 좋다고 생각하는 사람도 있지만 그런 것은 아니다. 어디까지나 전체적인 균형이 중요하다.

뒤통수가 벽에 닿지 않고, 벽과 허리 사이 공간이 없다 → 굽은 허리

내장이 눌려 가슴 쓰림과 빈뇨 현상이 많이 나타난다.

허리가 굽은 사람의 특징

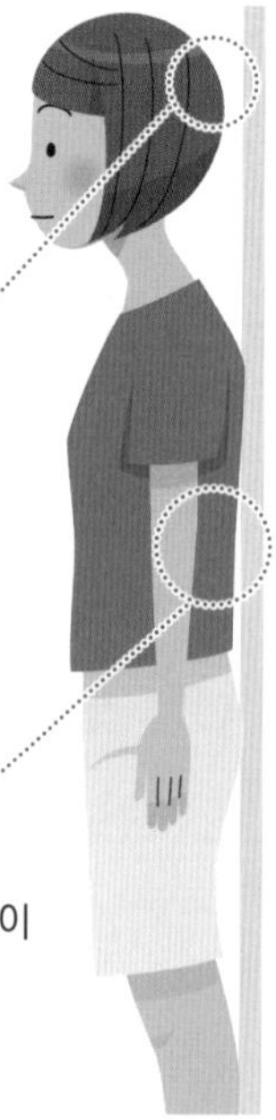

뒤통수가 벽에 닿지 않고 벽과 허리의 사이에 공간이 전혀 없다면 '굽은 허리'다. 허리가 굽으면 내장이 처지기 때문에 소화기와 비뇨기 등이 쉽게 압박받는다. 이로 인해 나타나는 증세로 역류성 식도염으로 인한 가슴 쓰림과 변비가 있다. 방광을 압박해서 빈뇨도 쉽게 생긴다. 또 허리에 부담이 생겨서 척추신경이 통과하고 있는 척추관이 좁아지는 현상도 발생하는데, 이렇게 되면 하체에 통증과 저림을 일으키는 척추관 협착증이 발생하기 쉽다.

목이 굽으면 목과 어깨에 과도한 부담이 가해져 어깨결림이나 두통, 경추증 등이 생기기 쉽다. 등이 굽으면 만성 허리 통증에 시달리고 심한 경우 척추골절의 위험성이 높다. 허리가 굽은 경우는 소화기와 비뇨기 등이 압박을 받아 역류성 식도염이나 방광염 등이 생기기도 하며, 심한 경우 척추관 협착증이 발생하기도 한다.

하지만 굽은 목, 굽은 등, 굽은 허리는 서로 관련이 있다. 목이 굽었던 사람이 나중에 굽은 등, 굽은 허리로 진행되기도 한다. 가벼운 증상이 더 큰 질환으로 발전하는 것을 막기 위해서는 자신의 유형을 파악해서 그에 맞는 대처를 하는 것이 중요하다.

굽은 등이나 굽은 허리는 근육이 약해지기 쉬운 중년 이후에 많이 나타나고, 비교적 젊은 사람들에게는 나쁜 자세로 인해 굽은 목 증상이 생기기 쉽다는 점을 알아두자.

제3장

등이 굽는 이유

장시간 핸드폰이나 노트북 사용으로
거북목이 되면 등이 굽기 쉽다.
그밖에 잘못된 생활습관이 굽은 등으로 이어진다.

히라이즈미 유타카

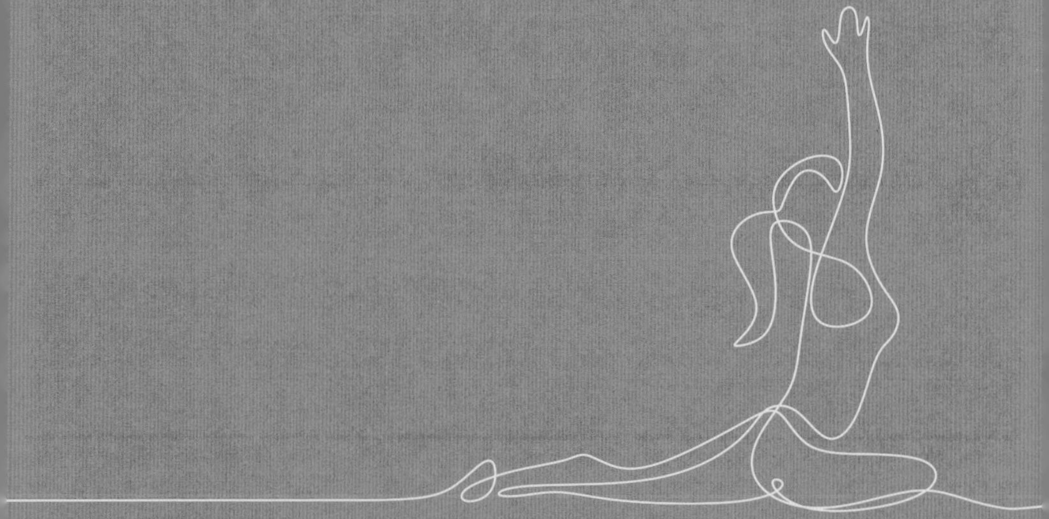

굽은 등의 주원인 :
장시간 핸드폰 사용, 컴퓨터 작업

장시간 핸드폰을 사용하거나 노트북 작업을 하다 보면 목과 턱을 쭉 내민 '거북목' 자세가 되기 쉽다. 등이 굽는 주원인은 바로 이 같은 거북목이다.

최근 거리나 지하철에서 주위 사람들의 자세를 보면, 거의 모든 사람들이 등을 구부정하게 하고 목과 턱을 앞으로 쭉 내민 채 아래에 있는 핸드폰을 계속 보고 있다. 마치 일부러 자신의 등이 새우등처럼 구부러지려고 작정한 사람들 같다. 빨리 늙고 싶다거나 통증이 오길 바라는 사람들처럼 보이기도 한다.

목을 앞으로 쭉 내밀고 핸드폰을 보는 자세는 마치 거북이가 등껍질에서 목을 내밀고 있는 모습처럼 보여서, 이런 자세를 '거북목 자세'라고 부른다. 최근 재택근무를 하는 사람이 늘어나 노트북 컴퓨터로 업무를 처리하는 사람이 많아졌다. 노트북을 사용할 때도 어깨를 움츠린 채 작은 화면을 계속 보면 거북목이 되기 쉽다.

거북목이 되면 사람은 저절로 고개를 숙이게 되고, 목뼈의 자연스러운 곡선이 사라져 가슴 부위의 등뼈가 부자연스럽게 뒤로 굽게 된다. 이 상태가 지속되면 등뼈가 둥글게 말려 새우등 같은 굽은 등이 된다. 그래서 거북목은 굽은 등의 가장 큰 원인이라고 할 수 있다.

거북목이 무서운 점은 그것뿐만이 아니다. 머리가 점점 아래로 내려가, 고개를 들어 바로 앞을 볼 수 없게 되는 '목 처짐 증후군'이 발생할 가능성도 크다. 심한 경우 앞을 잘 못 보게 되고, 걷는 것조차 힘들어하는 사람도 있다. 최근 들어 거북목 때문에 생긴 목 처짐 증후군으로 수술받는 환자가 늘어나고 있다.

거북목은 얼마 전까지만 해도 여성들에게 많이 나타났지만, 재택근무가 보편화되어서인지 최근에는 남성 환자도 급증하고 있다. 여성은 목의 근육량이 적기 때문에 거북목 자세가 오래 계속되면 머리를 들어 올리는 근육이 약해져서 증상 개선에 좀 더 시간이 걸린다.

매일매일 잘못된 자세를 계속 유지하면 뼈와 근육이 약해지고 잘못된 자세 그대로 굳어져 버린다. 연령대에 따라 다르지만 요즘 사람들은 핸드폰을 1일 평균 2시간 이상 사용한다고 한다. 우선 핸드폰 사용 방법부터 바꾸어보자.

굽은 등의 기타 원인 : 숙이고 걷기, 소파 생활, 책상다리, 복부비만…

좋지 않은 자세는 등을 굽게 만든다. 숙이고 걷기, 소파에 오래 앉아있는 생활, 책상다리나 다리를 꼬는 습관도 등을 굽게 만드는 원인이 된다. 복부비만도 등에는 좋지 않다.

소파에 오래 앉아있는 것은 등 근육이나 척추에 좋지 않다. 소파에 앉으면 보통 의자에 앉는 것보다 근육을 덜 쓰게 되어서 근육이 쉽게 약해지기 때문이다. 또 한 가지 이유로 굽은 등 때문이다. 사람들은 소파에 앉아서 텔레비전을 보거나 책을 읽는다. 이때 시선은 아래로 내려가고 고개를 숙이게 되어 거북목 자세가 된다. 이렇게 되면 등이 굽어질 가능성이 크다.

만약 소파를 치울 수 없다면 앉는 자세에 주의한다. 소파에 앉을 때는 거북목이 되지 않도록 하고, 등이 굽지 않는 생활 습관을 갖는다. 아무 생각 없는 동작 중에도 굽은 등을 만드는 원인이 숨어있으니 스스로의 습관 중에 해당되는 동작이 있는지 살펴보도록 한다.

등을 굽게 만드는 좋지 않은 동작들

거북목 자세로 핸드폰이나 PC를 사용한다.

오랜 시간 고개를 숙인 채 핸드폰 화면을 보면 목과 턱이 앞으로 튀어나오는 '거북목'이 된다.

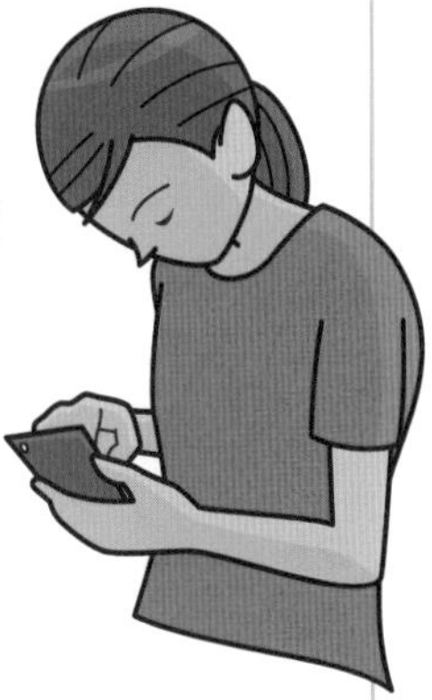

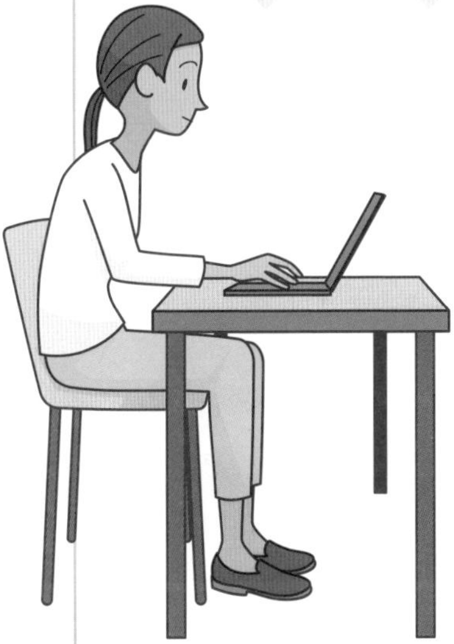

노트북 컴퓨터는 모니터 화면이 낮아서 목이 앞으로 기울어진다.

바닥에 직접 앉기

등이 둥글게 말리기 쉽다.

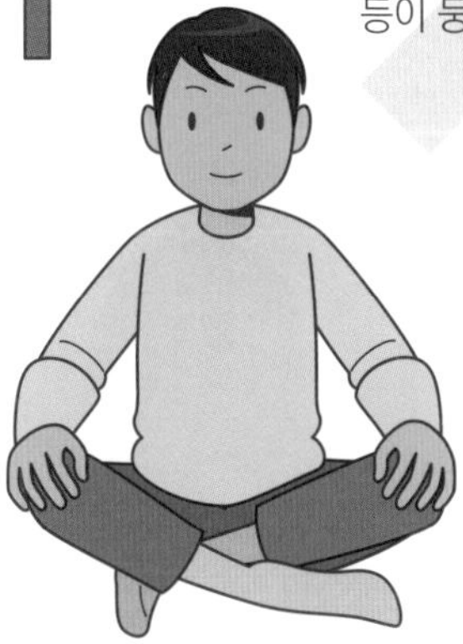

양다리 쭉 뻗고 앉기

벌려 앉기

(무릎 꿇고 앉은 자세에서 정강이를 모두 바깥쪽으로 빼고 앉는 자세)

무릎 끌어안고 바닥에 앉기

책상다리

옆으로 기울인 채 앉기

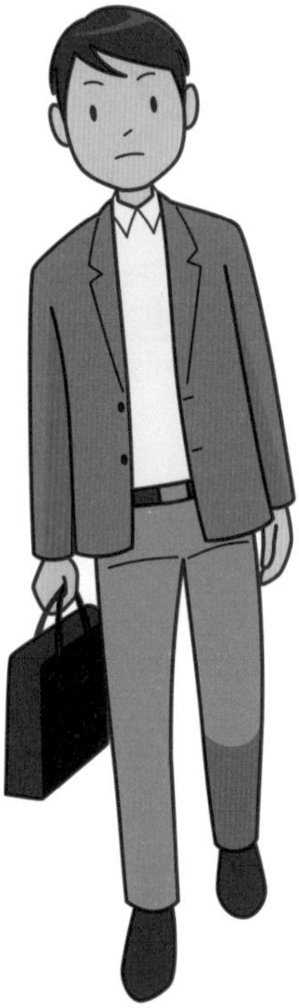

한쪽 손으로만 가방 들기

언제나 같은 쪽 손으로 가방을 들거나 한쪽 어깨로만 메면 등뼈가 한쪽으로 기울어 등이 굽을 수 있다.

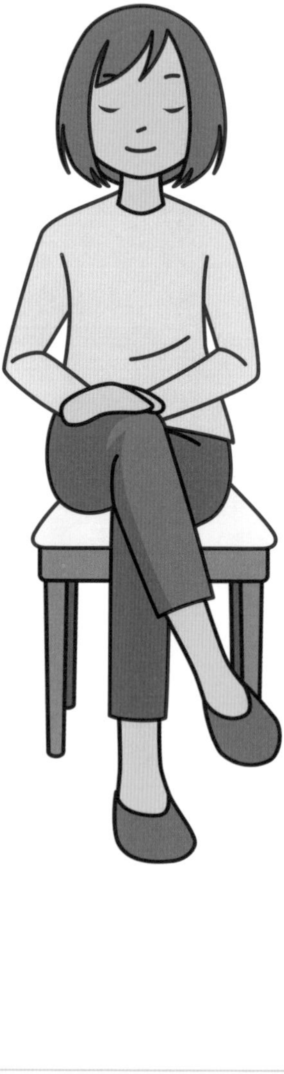

다리 꼬고 앉기

무릎 위에 올린 쪽 골반이 기울어져 척추도 따라서 기울어진다.

복부비만도 위험!

배가 나오면 배 무게를 지탱하려고 허리가 휘게 되어 굽은 등이 될 수 있다.

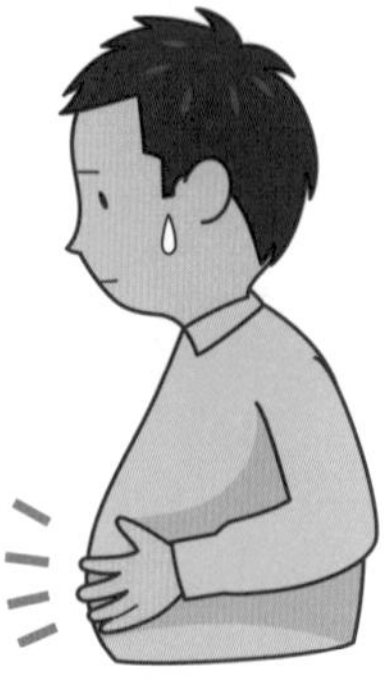

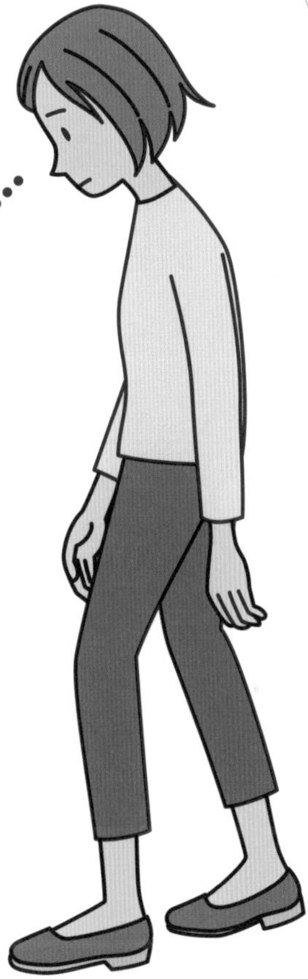

고개 숙이고 걷기

땅을 바라보고 걸으면
등이 굽는다.

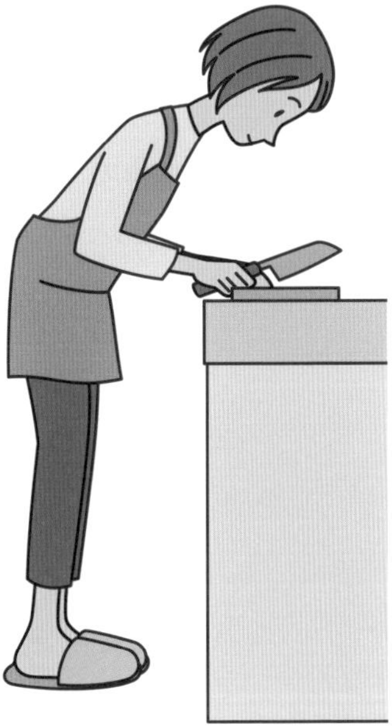

등을 구부리고 요리하기

등이 굽거나 목이 굽는
사람이 많다.

등받이를 멀리 둔 채로 운전하기

몸 전체가 앞으로 기울어져
등이 굽어질 수 있다.

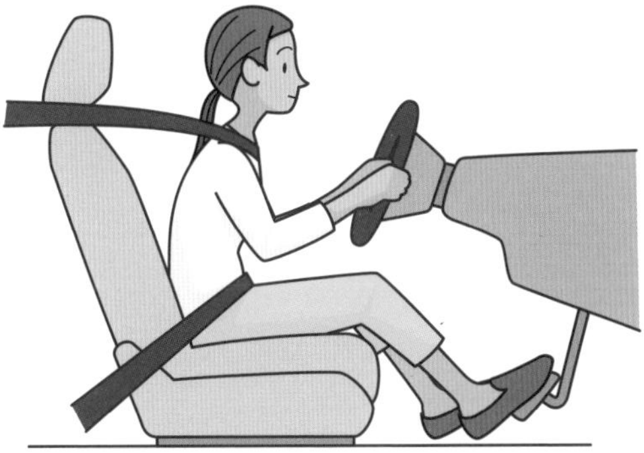

거북목 · 굽은 등으로 인한 심한 통증, 자세교정으로 고치다

55세 재택근무자

거북목 자세 때문에 등이 굽고 목과 어깨의 통증을 호소하는 환자가 많다.

55세의 남성 A씨도 그중 하나다.

A씨는 목의 통증이 극심해서 고통스러운 나머지 목을 떼어버리고 싶을 정도였다고 말했다.

코로나로 재택근무가 반년 이상 계속되다 보니 온종일 집에서 꼼짝 않고 노트북 컴퓨터만 사용해서 작업을 했다.

그 결과 목에 심한 통증이 생겼고, 심할 때는 잠도 제대로 잘 수 없었다.

진단 결과 A씨는 전형적인 거북목 상태였고 등이 굽어있었다. 병원에서는 거북목을 방지할 수 있는 자세와 굽은 등 개선법을 알려주었다.
굽은 등 개선법이란 자세를 바르게 하고 싶을 때 배꼽을 눌러 등줄기를 펴는 방법이다. 배꼽을 자세를 교정하는 스위치로 이용하는 것이다.
이 남성은 1주일간 꾸준히 실천한 뒤 다시 진찰받으러 갔을 때는 굽은 등 증세가 상당히 좋아졌고 이로 인한 통증도 줄었다고 웃으면서 이야기해주었다.

2부

굽은 등 치료법

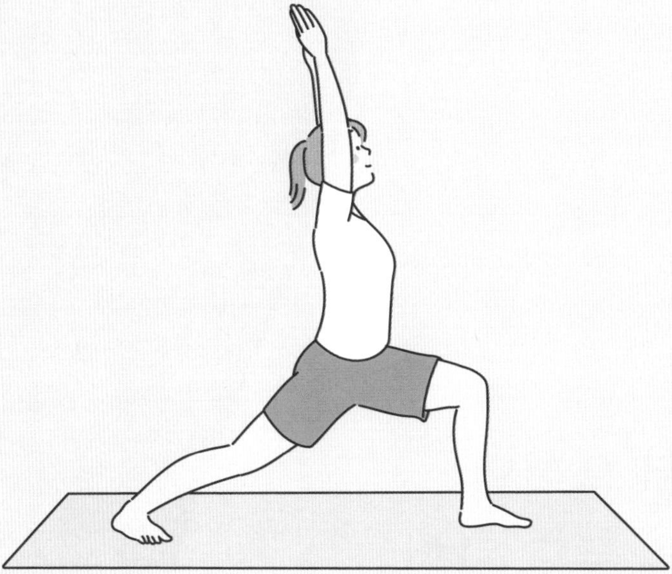

제4장

어떤 유형의 굽은 등도 고친다, **근막 라인 스트레칭**

근막 라인 스트레칭으로
어떤 유형의 굽은 등이라도
간단히 고칠 수 있다.

타카히라 나오노부

치료 포인트, 4대 근막 라인

등이 굽은 사람은 근육을 둘러싸고 있는 조직인 근막이 딱딱하게 굳어 있는 경우가 대부분이다. 우리 몸의 4대 근막 라인을 알면 굽은 등을 치료할 수 있다.

'근막'이란 말 그대로 근육을 둘러싸고 있는 막으로, 우리 몸속의 내장과 근육 등을 감싸고 있는 입체적인 망 형태의 결합 조직이다. 의학 용어로는 마이오패시얼(Myofascial)이라고 하는데, 피부 아래에 있어서 직접 보이지는 않아도 몸 전체를 싸고 있는 보디 슈트 같은 것이라고 하면 이해하면 쉽다.

수술 과정에서 피부에 메스를 댈 때, 처음에 눈에 들어오는 것이 '파시아(fascial의 명사형)'다. 수술 경험이 있는 의사는 모두 그것이 무엇인지 알고 있다. 파시아는 장기와 근육 위를 솜사탕처럼 둘러싸고 있어서 몸 깊은 곳의 치료 부위가 잘 보이지 않게 만들어 의사를 힘들게 하기도 한다. 하지만 최근 파시아가 건강 유지에 커다란 역할을 하고 있다는 사실이 알려져 주목받고 있다.

근막을 포함한 파시아는 콜라겐 섬유와 엘라스틴 섬유 등의 단백질과 기질이라고 불리는 부분으로 구성되어 있다. 기질은 적당한 수분을 포함한 젤리 상태의 조직으로, 부드럽고 탄력 있으며 잘 미끄러지는 성질을 가지고 있다. 근육이 원활히 움직이는 것은 근막의 기질이 이런 성질을 가졌기 때문이다. 또 통증과 결림을 느끼는 것도 근막에 감각수용체가 있기 때문이다.

근막은 우리 몸에 아주 많이 분포되어 있다. 일단 근막으로 둘러싸여 있지 않다면 서로 닿아있는 근육끼리 달라붙거나 형태가 변해 움직일 수 없게 되므로 근육의 수만큼 근막이 있다.

근막을 가지고 있는 파시아는 또 하나 커다란 특징이 있다. 서로 이어져 네트워크를 형성하고 있다는 점이다. 이 네트워크를 라인이라 부르는데, 서로 이어져 같이 작동하여 정보와 힘을 보다 효율적으로 전달한다. 또 각 라인은 자세 유지나 몸의 회전 등 각각의 역할이 있다.

근막 라인에는 주로 몸의 뒤쪽을 덮는 '백 라인(back line)', 몸의 앞면을 덮는 '프론트 라인(front line)', 몸의 옆면을 덮는 '래터럴 라인(lateral line)', 몸을 나선형으로 감아 둘러싸는 '스파이럴 라인(spiral line)'의 4가지가 있다.

운동 부족이나 노화로 수분이 부족해지면 근막의 유연성과 탄력성, 잘 미끄러지는 성질이 줄어든다. 그 상태가 오래 지속되면 서로 가까이에 있는 근막들이 달라붙는다. 근막은 서로 연결되어 있어서 4개의 근막 라인이 달라붙어 굳어버리면 몸 전체의 활동이 저하된다.

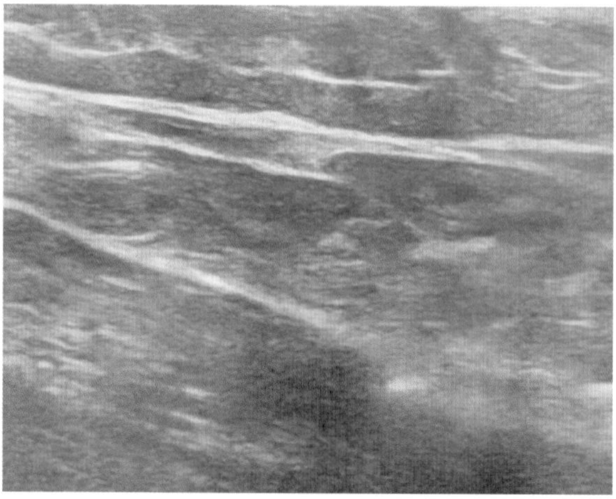

하얗게 보이는 것이 내장과 근막을 싸고 있는 파시아다.

위의 사진은 목의 통증과 결림으로 고생하는 환자의 환부를 초음파로 촬영한 것이다. 하얗게 겹쳐 보이는 부분이 근막이다. 사진에서 굵게 보이는 흰색 부분은 탄력성과 미끄러운 성질을 잃어 주위에 달라붙어 있다(참고로 엑스레이 촬영을 해도 근막은 보이지 않는다).

등이 굽은 사람은 몸속의 근막 라인이 딱딱하게 굳었다고 생각할 수 있다. 굽은 등은 등이 둥글게 구부러진 자세를 지속한 사람이다. 굽은 상태 그대로 근막 라인이 경직되어 굽은 등이 굳어버려서 자세를 바로잡으려 해도 쉽지 않다.

굽은 등은 어떤 형태건 간에 일단 근막 라인을 먼저 풀어주어야 한다.

근막의 구조

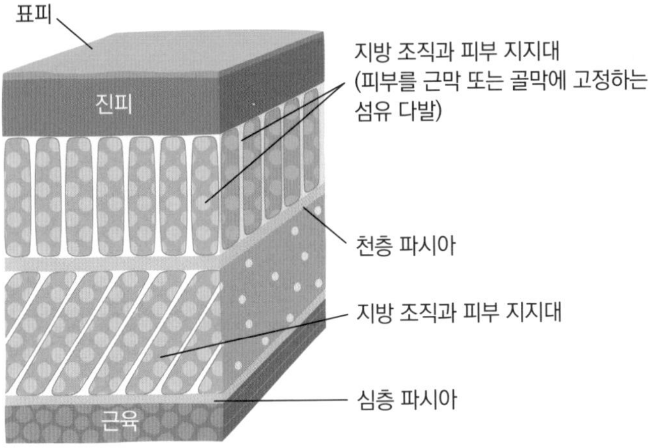

파시아에는 얕은 곳에 층을 형성하고 있는 천층 파시아와
깊은 곳에 층을 형성하고 있는 심층 파시아가 있다.

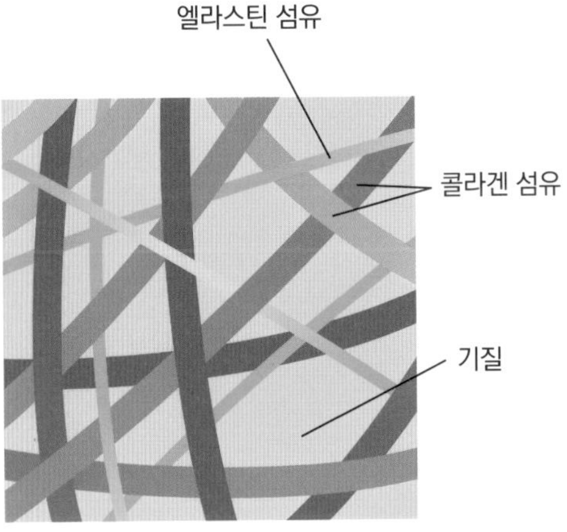

근막은 엘라스틴 섬유, 콜라겐 섬유, 탄력이 있는 기질로 구성된다.

4가지 근막 라인

① 백 라인 (back line)

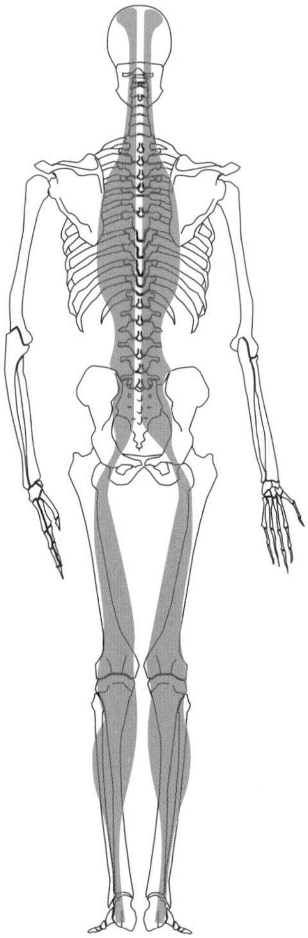

등 라인.
몸의 뒤쪽을 덮는 라인을 가리킨다.

② 프론트 라인 (front line)

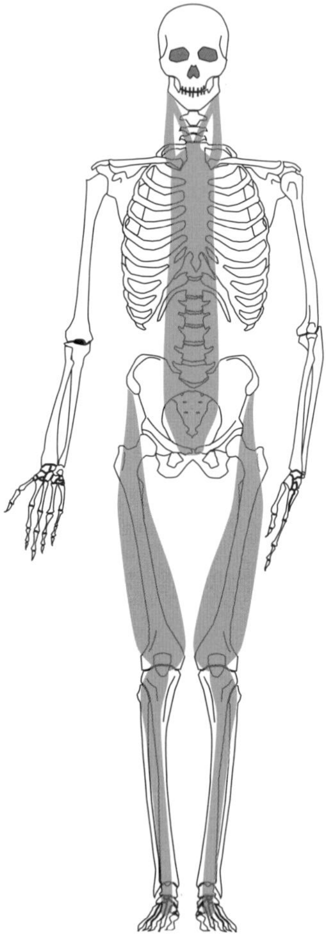

앞 라인.
몸의 앞면을 덮는 라인을 가리킨다.

③ 래터럴 라인 (lateral line)

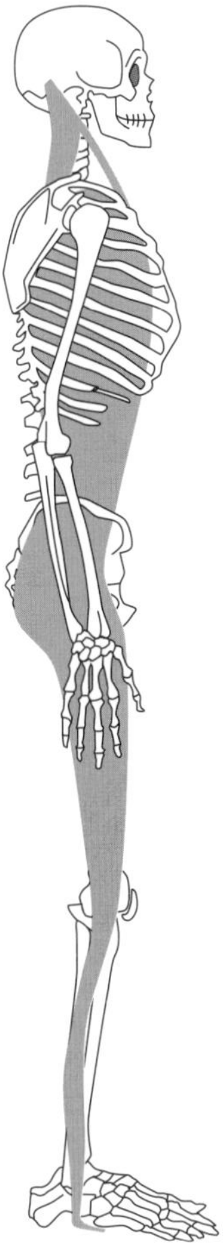

옆 라인.
몸의 옆면을 덮는 라인을 가리킨다.

④ 스파이럴 라인 (spiral line)

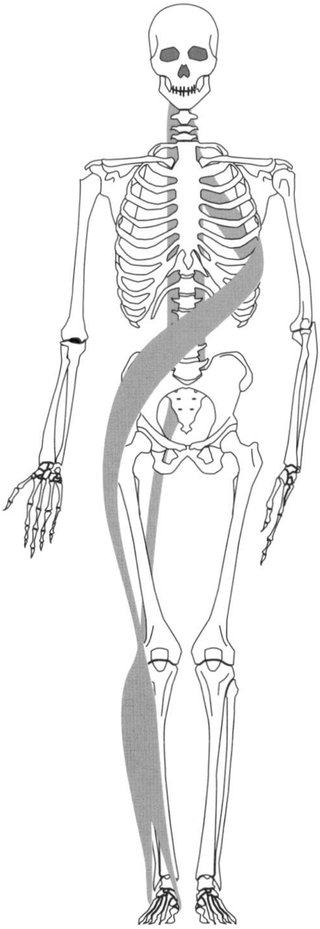

나선형 라인.
몸을 나선형으로 감아 둘러싸는
라인을 가리킨다.

근육 조직을 풀어주는 근막 라인 스트레칭

구부러지고 굳은 등을 치료하려면 근막 라인 스트레칭으로 근막을 풀어주는 것이 중요하다. 백 라인, 프론트 라인, 래터럴 라인, 스파이럴 라인 등 4대 근막 스트레칭을 배워보자.

등이 굽은 사람은 근막이 굳어, 특히 상반신을 자유롭게 움직일 수 없다. 등이 굽은 상태로 근막이 딱딱해져 자세가 굳어버린 것이다. 그래서 어떤 종류의 굽은 등 증세든 우선 원래 근막이 가지고 있던 탄력과 부드럽게 미끄러지는 성질을 회복시켜야 한다. 이를 위해서는 근막 라인을 늘려 풀어주는 것이 효과적이다.

이때 중요한 것은 4가지 근막 라인 모두를 풀어주는 것이다. 근막은 모두 이어져 있어서, 하나의 근막 라인을 풀어주어도 다른 근막 라인이 굳어있다면 굽은 등을 완치시킬 정도의 효과는 나지 않는다. 등이 굽을 정도의 사람이라면 하나의 근막만 굳어있지는 않을 것이다.

4개의 근막 라인인 등 라인, 앞 라인, 옆 라인, 나선형 라인을 하나씩 차근차근 늘려서 풀어가는 것이 중요하다.

익숙해지기 전까지는 근막 라인을 늘이는 것이 어려울 수 있지만, 계속하다 보면 요령이 생겨 반드시 잘할 수 있게 될 것이다. 근막 라인이 늘어나면 점점 몸이 유연해지는 것을 느낄 수 있다.

다음 페이지부터는 각각의 근막 라인을 늘여주는 방법을 설명할 것이다. 당장 실천해보면 좋지만 절대 무리해서는 안 된다. 근막 라인을 무리하게 늘리면 금방 통증이 생긴다. 도중에 아픈 느낌이 든다면 반드시 멈춰야 한다.

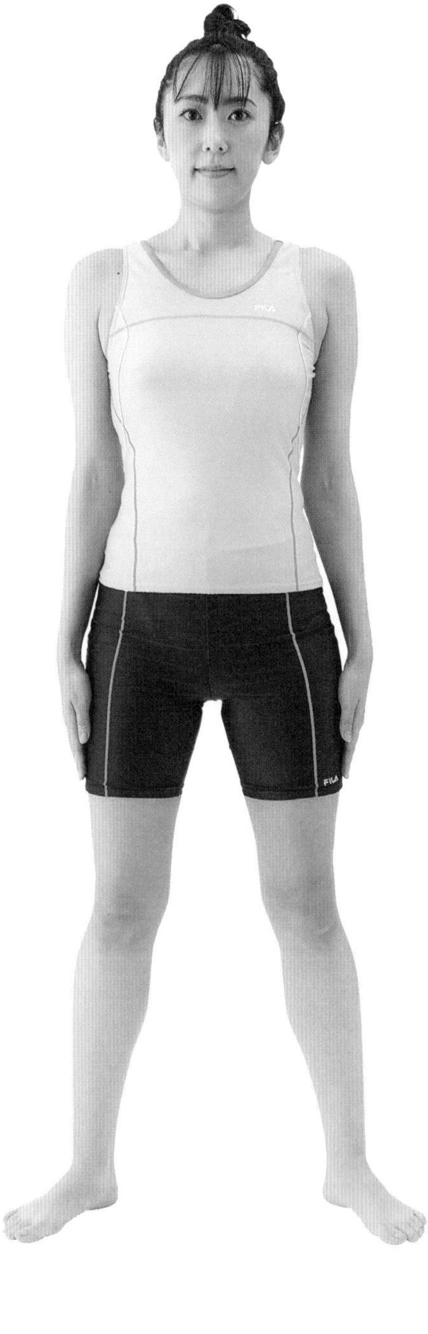

제1 근막, 백 라인 스트레칭

이마에서부터 정수리를 지나 등줄기, 뒤꿈치까지 이어진 근막 라인이 백 라인(back line)이다. 가장 먼저 등 스트레칭으로 근막을 풀어주자.

백 라인은 말 그대로 등의 근막 라인이다. 등이 굽은 사람은 분명히 이 라인이 딱딱하게 굳어있다. 그래서 가장 먼저 할 일은 등 라인을 풀어주는 등 스트레칭이다.

백 라인은 머리 앞 눈썹 위에 있는 이마 힘살에서 시작해 머리 꼭대기와 등을 지나 발 뒤 근육에서 발바닥근까지 이어져 있다. 백 라인은 등 뒤에서 몸을 지탱해주는 역할을 한다.

굽은 등인 사람은 백 라인의 뒷머리 아래에 있는 뒤머리곧은근(후두직근)과 머리빗근, 그리고 이들을 감싸고 있는 근막이 항상 긴장되어 있다. 긴장이 계속되면 목 결림과 어깨결림, 등의 결림이 발생한다. 또 백 라인 전체가 굳어있는 경우도 허리 통증의 원인이 된다.

등 스트레칭은 전신 스트레칭과 상반신 스트레칭으로 구분된다. 다음 페이지에서 소개하는 2가지 등 스트레칭을 통해 등 라인의 긴장을 풀어주면 목과 어깨 결림을 개선할 수 있다.

백 라인은 프론트 라인과 같이 움직이므로 백 라인 스트레칭을 한 다음에는 프론트 라인을 스트레칭한다.

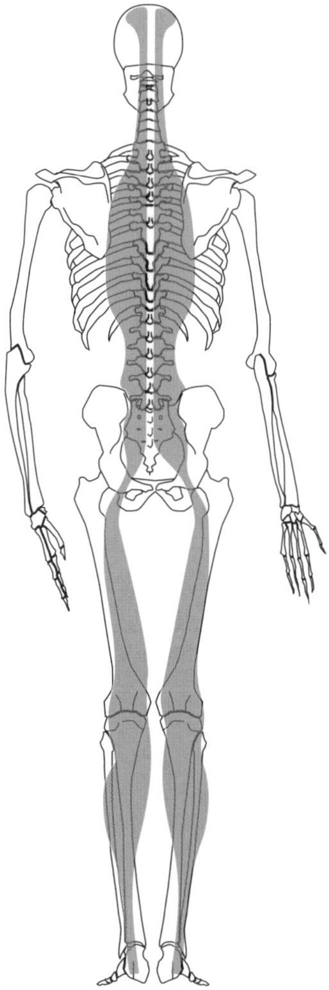

등 스트레칭 1 _ 전신

1

의자 앞에 서서
등을 곧게 펴고
양발을 어깨너비
만큼 벌린다.

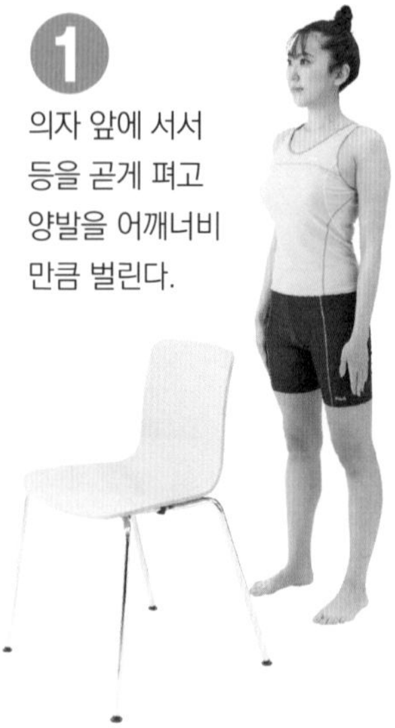

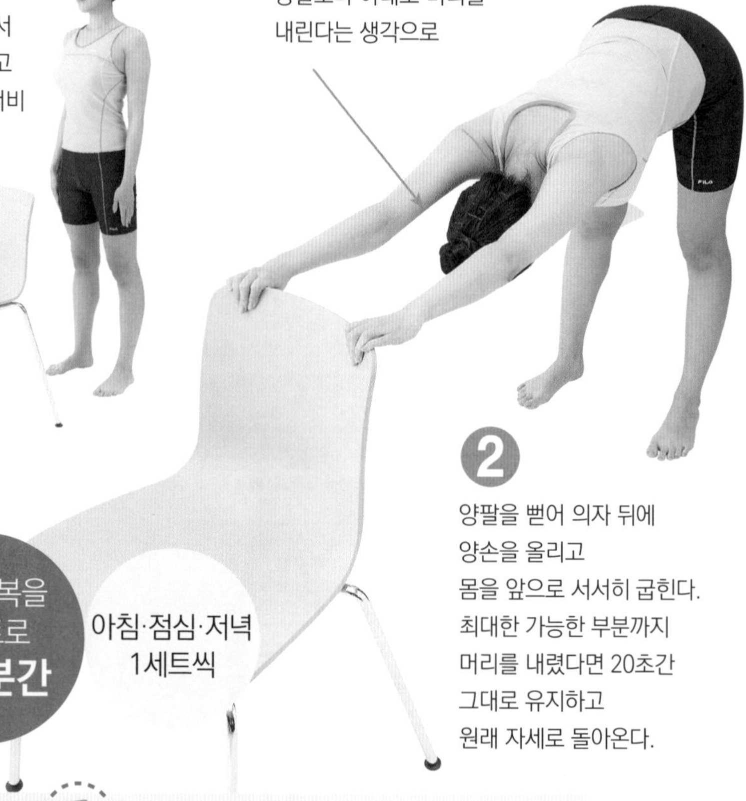

2

양팔을 뻗어 의자 뒤에
양손을 올리고
몸을 앞으로 서서히 굽힌다.
최대한 가능한 부분까지
머리를 내렸다면 20초간
그대로 유지하고
원래 자세로 돌아온다.

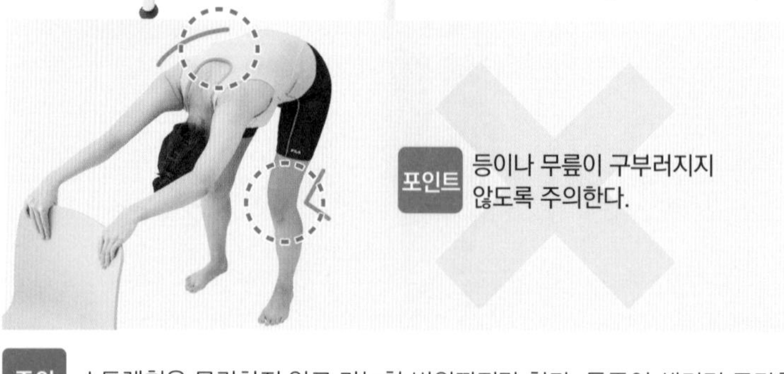

포인트 등이나 무릎이 구부러지지 않도록 주의한다.

주의 스트레칭은 무리하지 않고 가능한 범위까지만 한다. 통증이 생기면 중단한다.

등 스트레칭 2 _ **상반신**

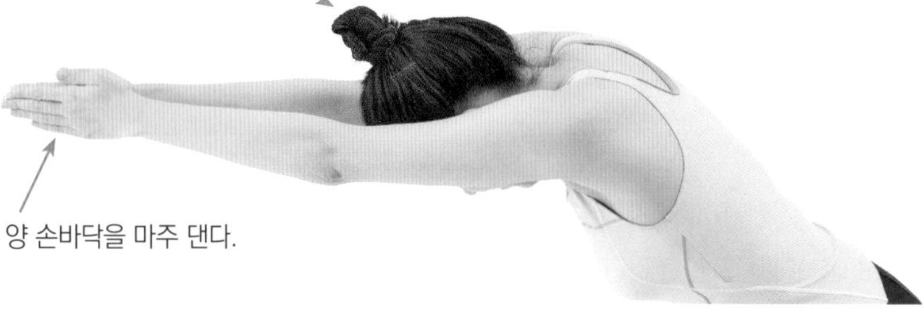

1 의자에 앉아 양 손바닥을 맞대고 앞으로 쭉 내민 자세로 5초에 걸쳐 상반신을 숙여 나간다. 팔 사이에 머리가 들어올 때까지 굽힌 다음 20초를 유지하고 원래 자세로 돌아간다.

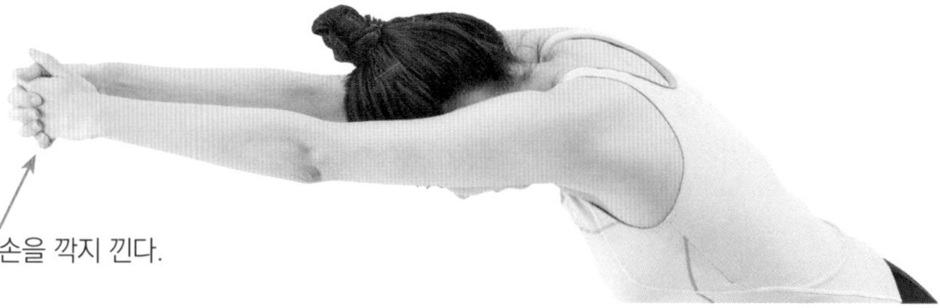

2 이번에는 양손을 깍지 끼고 ①과 같은 방법으로 상반신을 숙여 나간다. 팔 사이에 머리가 들어올 때까지 굽힌 다음 20초를 유지하고 원래 자세로 돌아간다.

포인트 양 손바닥을 맞댈 때와 깍지 낄 때 늘어나는 근육이 다르다. 늘어나는 부분을 느끼며 동작을 진행한다.

❶~❷ 반복을
1세트로
약 1분간

1일
3세트 이상

제2 근막,
프론트 라인 스트레칭

후두부에서 목덜미를 지나 배·정강이·발가락까지 이어지는 근막이 프론트 라인(front line)이다. 프론트 라인의 근막을 풀어주는 데는 정면 스트레칭이 효과적이다.

백 라인이 등 뒤쪽을 지나고 있다면 프론트 라인은 몸 앞쪽의 근막을 연결하고 있다. 귀 아래에 있는 머리뼈의 꼭지돌기에서 시작해 목덜미 옆을 지나 가슴을 통과하고, 더 아래로 내려가 배, 허벅지, 정강이, 발가락 끝으로 이어진다.

굽은 등이 되면 중심이 원래 위치보다 앞으로 쏠리고, 균형을 잡기 위해서 무의식적으로 무릎이 굽혀진다. 그러면 프론트 라인의 근막이 그 형태로 딱딱하게 굳어 무릎 통증, 고관절 통증, 허리 통증까지 일으킨다.

또, 프론트 라인에는 걷기·달리기·서기·앉기 등 일상생활 동작에 관련된 대퇴사두근(넙다리네갈래근) 등의 근육이 있다. 이 근육들의 근육량과 근력이 저하되면 앞으로 넘어지기 쉽게 되고, 일단 넘어지면 오랜 기간 누워서 요양해야 하는 상황이 생길 수 있다.

프론트 라인은 다음 페이지에서 소개하는 정면 스트레칭으로 풀어줄 수 있다. 정면 스트레칭은 전신 스트레칭과 상반신 스트레칭으로 나뉜다. 정면 스트레칭을 꾸준히 하면 굽은 등이 개선될 뿐 아니라, 반듯하고 꼿꼿한 몸매를 유지해 건강 장수로도 이어질 것이다.

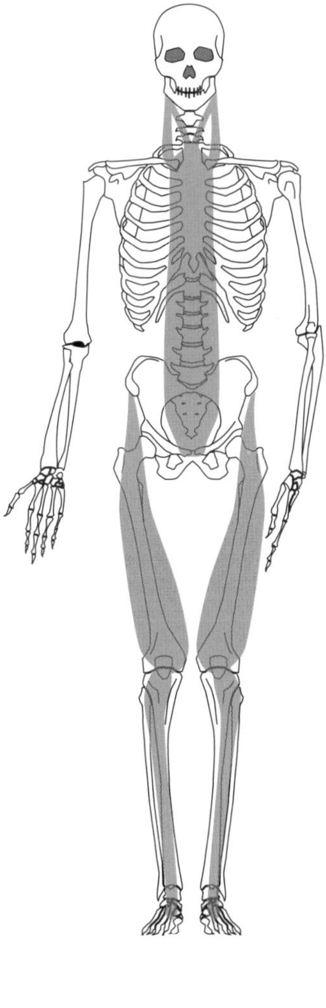

정면 스트레칭 1 _ 전신

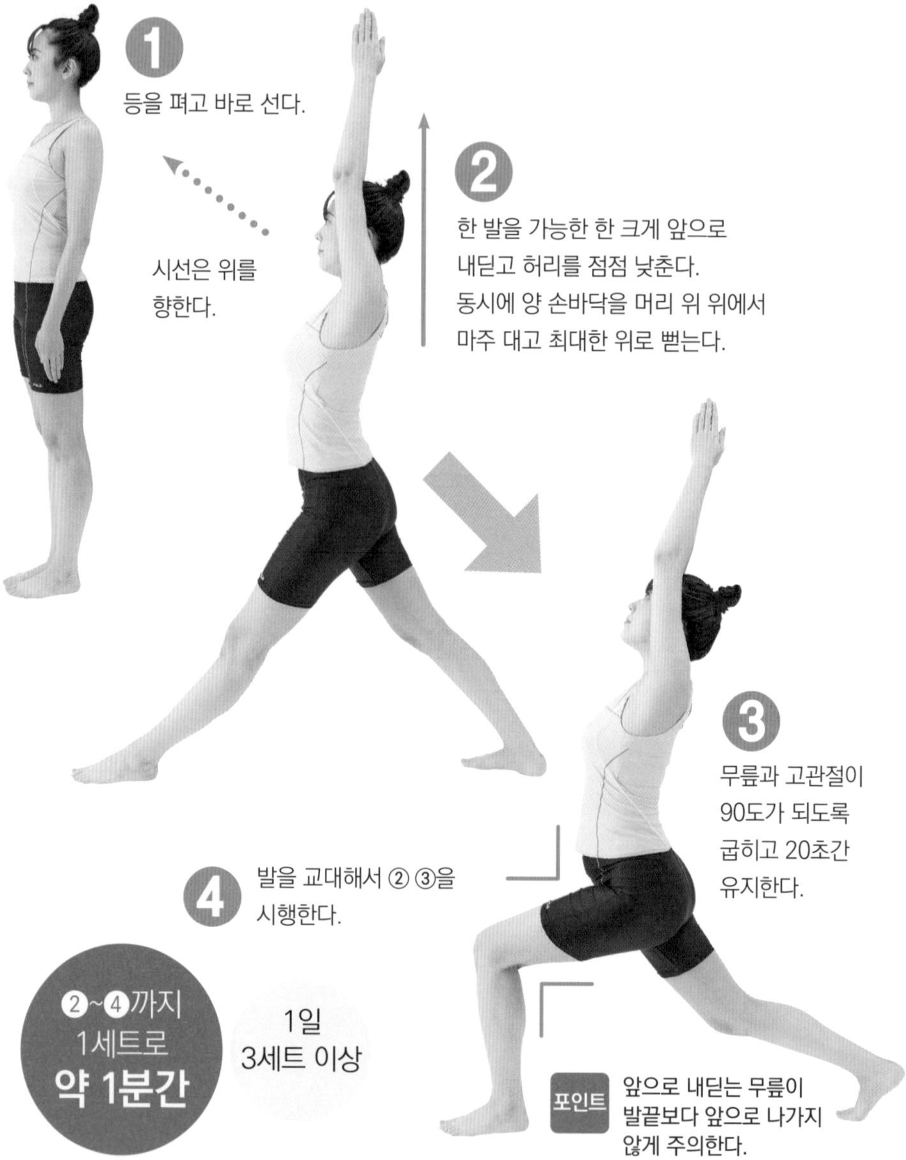

1 등을 펴고 바로 선다.

시선은 위를 향한다.

2 한 발을 가능한 한 크게 앞으로 내딛고 허리를 점점 낮춘다. 동시에 양 손바닥을 머리 위 위에서 마주 대고 최대한 위로 뻗는다.

3 무릎과 고관절이 90도가 되도록 굽히고 20초간 유지한다.

4 발을 교대해서 ② ③을 시행한다.

포인트 앞으로 내딛는 무릎이 발끝보다 앞으로 나가지 않게 주의한다.

②~④까지 1세트로 **약 1분간**

1일 3세트 이상

주의
- 균형 잡기 어려운 사람은 무리하지 않는 범위에서 시행한다.
- 무릎에 통증이 있는 사람은 무릎을 조금만 굽혀도 좋다.

정면 스트레칭 2 _ 상반신

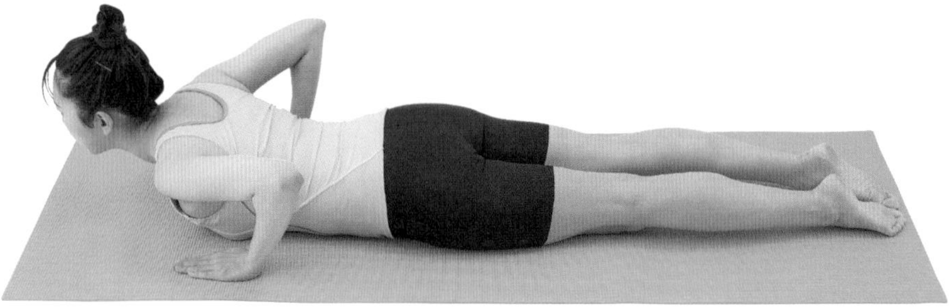

1 엎드려서 팔의 힘으로 상반신을 들어 올린다.

①~② 3번 반복을 1세트로 **약 1분간**

아침·점심·저녁 1세트씩

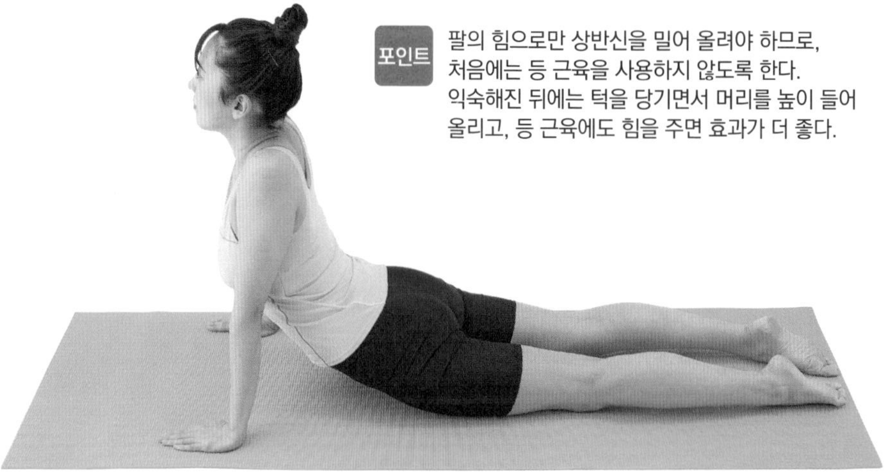

포인트 팔의 힘으로만 상반신을 밀어 올려야 하므로, 처음에는 등 근육을 사용하지 않도록 한다. 익숙해진 뒤에는 턱을 당기면서 머리를 높이 들어 올리고, 등 근육에도 힘을 주면 효과가 더 좋다.

2 팔을 완전히 뻗은 후 20초간 유지하고 원래 자세로 돌아간다.

제3 근막, 래터럴 라인 스트레칭

귀 뒤에서 몸 옆면을 지나 뒤꿈치까지 이어지는 옆구리 근막 라인은 래터럴 라인(lateral line)이라고도 한다. 옆구리 스트레칭으로 옆구리 근막을 풀어준다.

래터럴 라인은 몸 옆면에 분포하여 몸을 지지해주거나 몸의 좌우 균형을 잡아주는 기능을 하는 근막 라인이다. 래터럴(lateral)은 '옆구리'라는 뜻이다. 옆구리는 몸판의 앞뒤로 연결되어 있으므로, 래터럴 라인 역시 옆구리 앞뒷면에 걸쳐있는 것이 특징이다.

래터럴 라인은 뒤통수 머리뼈의 꼭지돌기를 시작으로 옆구리 앞뒷면을 지나 발바닥까지 걸쳐있다. 앞쪽은 가슴 바깥쪽부터 배 바깥쪽을 지나 골반으로 이어지고, 뒤쪽은 등 옆을 지나 골반으로 이어진다. 골반을 거쳐서 다리 바깥쪽을 지나 발바닥까지 도달한다.

거북목(p.50 참조)은 래터럴 라인의 시작점인 귀 뒤쪽 근육에 부담이 가해져서 래터럴 라인(옆구리)이 딱딱하게 굳은 것으로, 굽은 목의 원인이다. 또 목과 어깨결림을 일으키기도 한다.

일상생활에서는 옆구리 근막을 움직이는 동작이 별로 없다. 래터럴 라인을 이루는 옆구리 근막은 딱딱해지기 쉬우니, 이 부분을 풀어주는 측면 스트레칭을 신경 써서 시행하도록 한다.

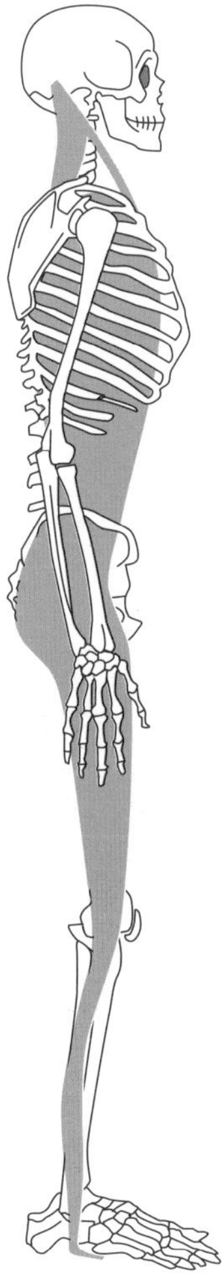

옆구리 스트레칭

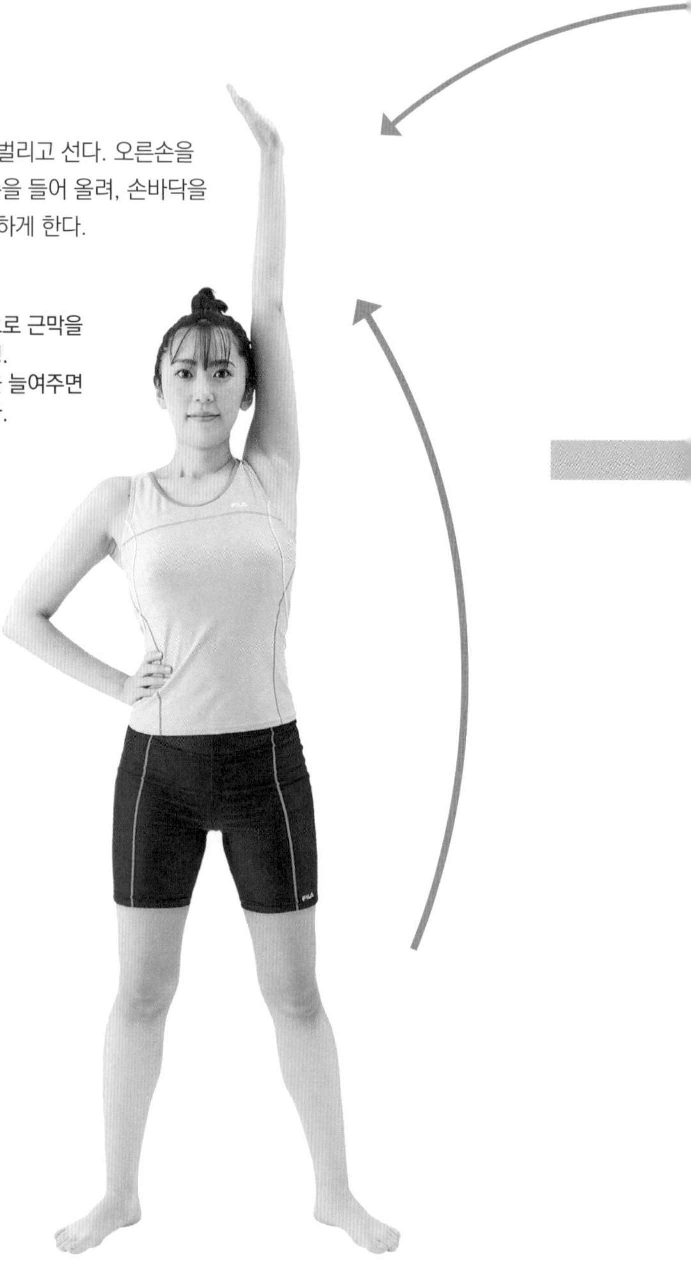

1 발을 어깨너비로 벌리고 선다. 오른손을 허리에 대고, 왼손을 들어 올려, 손바닥을 바깥 방향으로 향하게 한다.

포인트 리듬감 있는 동작으로 근막을 풀어주는 것이 요령.
옆구리 근막 라인을 늘여주면 몸의 균형이 잡힌다.

아침·점심·저녁
양쪽 10번씩

포인트 가벼운 반동을 주며 튕기듯이 기울인다.

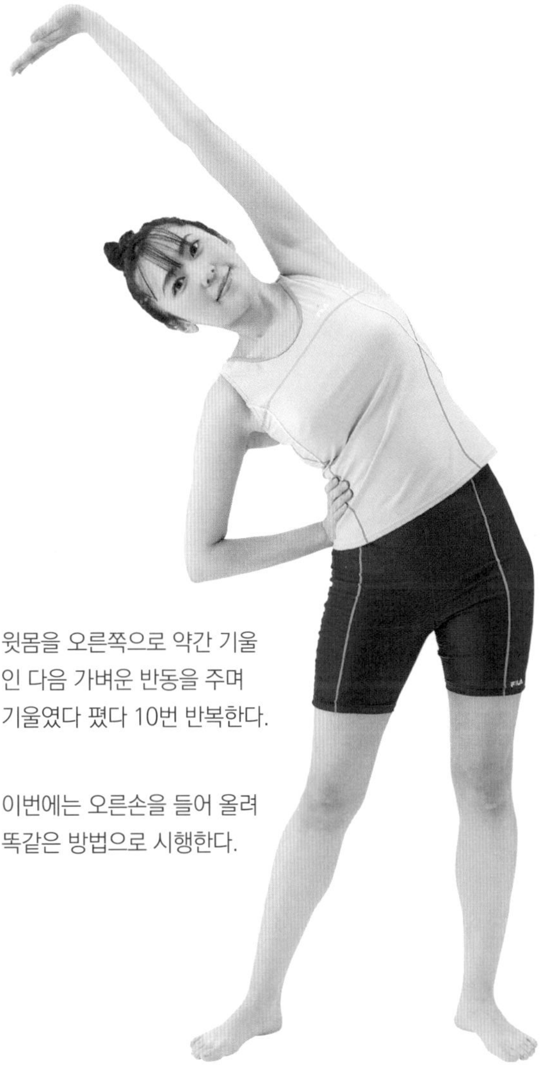

①~③을
1세트로
약 1분간

1일
3세트 이상

② 윗몸을 오른쪽으로 약간 기울인 다음 가벼운 반동을 주며 기울였다 폈다 10번 반복한다.

③ 이번에는 오른손을 들어 올려 똑같은 방법으로 시행한다.

제4 근막, 스파이럴 라인 스트레칭

머리뼈의 꼭지돌기에서 등을 지나 사선으로 소용돌이치듯 몸을 감싸는 근막이 나선형 라인(spiral line)이다. 몸통 비틀기 스트레칭으로 나선형 라인의 자세를 바로 잡을 수 있다.

나선형 라인은 영어로 스파이럴(spiral) 라인이라고 하며, 단어의 의미처럼 몸 전체를 나선형으로 감싸고 있다. 등 라인과 앞 라인은 몸의 얕은 부분을 지나지만, 앞에 나온 옆구리 라인과 나선형 라인은 몸 깊은 곳에 있다.

스파이럴 라인은 뒤를 돌아보는 동작과 같은 회전 운동 및 몸을 비트는 운동과 관련이 있다. 시작점은 뒤통수와 머리뼈의 꼭지돌기로, 그림처럼 등 윗부분을 지나 몸 앞쪽으로 향한 뒤, 배 옆을 지나면서 대각선으로 가로질러 반대쪽의 골반, 허벅지 옆, 정강이를 지나 발바닥에 도달한다. 거기서부터 이번에는 다시 발 뒤쪽으로 올라가, 골반을 지나 등뼈의 척추기립근을 따라 라인의 시작점으로 돌아간다.

스파이럴 라인은 발 뒤쪽과 몸통을 이어주고 있어 골반 기울기와 관련이 아주 깊다. 등이 굽으면 골반이 뒤로 기우는 경우가 많으며, 스파이럴 라인이 딱딱해지고 굳어져서 허리와 무릎의 통증을 일으킨다. 이처럼 스파이럴 라인이 굳어져서 일으키는 여러 증상은 몸통 비틀기 스트레칭으로 개선할 수 있다. 몸통 비틀기 스트레칭은 골반을 똑바로 세울 수 있게 함으로써 자세를 바로잡을 수 있게 도와준다.

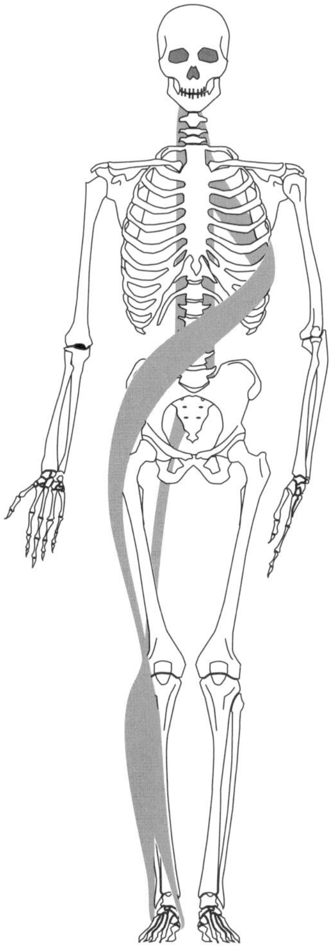

몸통 비틀기 스트레칭 1

1

의자에 얕게 앉아 다리를 가능한 한 넓게 벌리고 양 무릎 위에 손바닥을 놓는다.

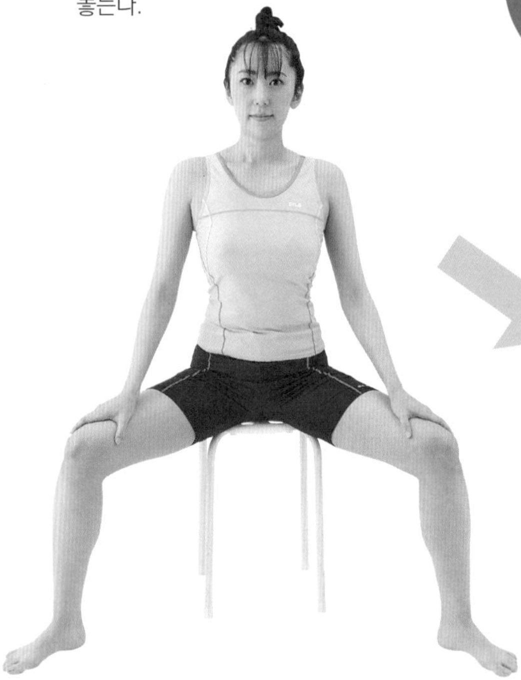

좌우 동작을 1세트로 **약 1분간**

1일 5세트를 아침·점심·저녁에 나누어 시행

2

오른쪽 어깨를 앞으로 내밀고, 얼굴은 왼쪽 옆을 향한다. 20초 유지하고 ①로 돌아온다.

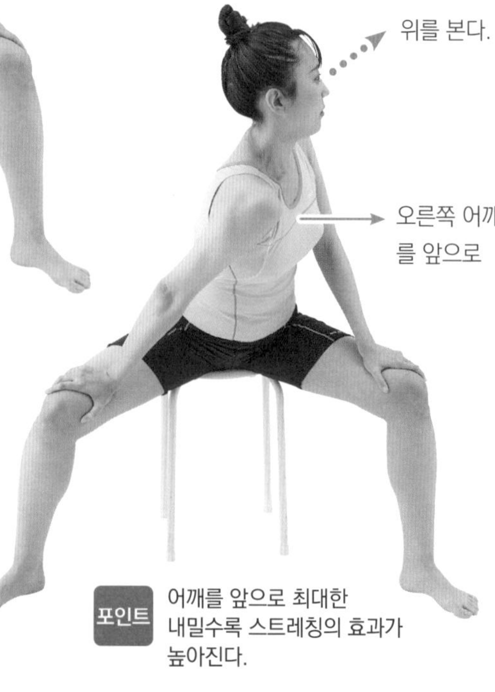

3

좌우 어깨를 바꾸어, 왼쪽 어깨를 앞으로 내밀고, 얼굴은 오른쪽 옆을 향한다. 20초 유지하고 ①로 돌아온다.

포인트 어깨를 앞으로 최대한 내밀수록 스트레칭의 효과가 높아진다.

몸통 비틀기 스트레칭 2

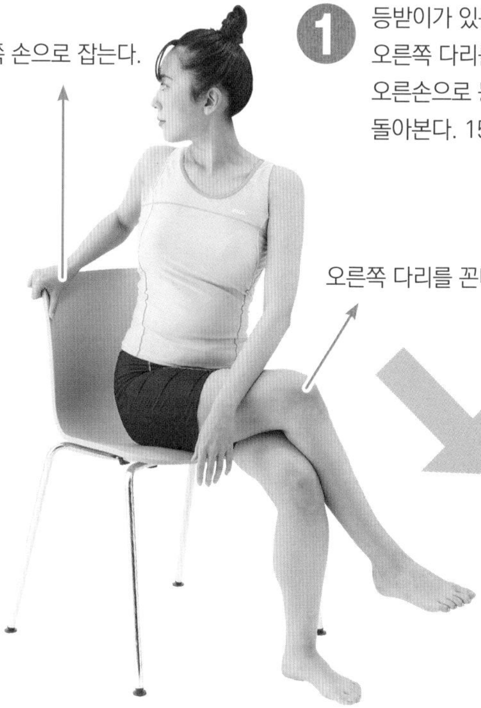

1 등받이가 있는 의자에 얕게 앉아,
오른쪽 다리를 위로 해서 다리를 꼬아준다.
오른손으로 등받이를 잡고 등줄기를 늘리며 등 뒤를
돌아본다. 15초 유지하고 정면으로 돌아온다.

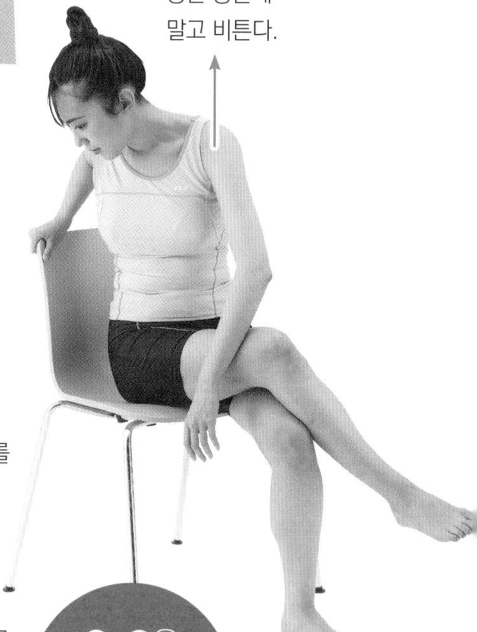

2 이번에는 돌아볼 때 등을
둥글게 말고 대각선 아래를
향한 채로 몸을 틀어,
15초 유지하고 정면으로
돌아온다.

3 다른 손발로 바꿔 왼쪽으로
도 ①, ②와 같이 시행한다.

❶~❸을
1세트로
약 1분간

1일
4세트 이상

포인트 익숙해지면 몸을 더 크게 비튼다.
몸을 크게 비틀수록 효과도 더 커진다.

사무직 업무로 생긴 굽은 등, 근막 라인 스트레칭으로 완치

50세 교사

중학교 교사인 S씨(50세)는 근막 라인 스트레칭을 실천하고 효과를 실감해서 의료진에게 감사 편지를 보내주었다.

교사라면 학생 앞에 서서 가르치는 일만 있는 것 같지만, 의외로 수업 시간이 아닌 경우 교무실에서 앉아 책상에서 처리해야 하는 업무가 많다고 한다. S씨는 그 때문에 굽은 등이 되어 목과 허리에 통증이 생기기 시작했다.

그때 인터넷 기사로 우연히 알게 된 4가지 근막 라인 스트레칭을 반신반의하면서 해보았더니, 굳었던 몸도 풀리고 등 중앙 부근이 둥글게 굽은 증세도 개선되었다고 한다. 또 목과 허리의 통증이 점점 줄어들고 동료들로부터 자세가 좋아졌다는 이야기를 많이 듣는다며 기뻐했다.

피아니스트의 직업병, 근막 라인 스트레칭으로 고치다

48세 피아니스트

피아니스트도 등이 굽기 쉬운 직업이다. 어렸을 때부터 피아노를 배우기 시작한 Y씨(48세)는 많은 연습 끝에 그토록 바라던 피아니스트가 되었다. 하지만 어깨, 팔꿈치, 허리가 아파 피아노를 제대로 칠 수 없게 되었다고 한다. 하루 종일 피아노 앞에 앉아있는 생활이 매일 계속되다 보니 등이 굽고 통증이 생기게 된 것이다.

Y씨는 주변 사람에게서 근막 라인 스트레칭 얘기를 듣고 인터넷을 찾아 동작을 익혀서 매일 열심히 해보았다고 한다. 처음 해보았을 때, 몸이 풀리는 것을 느끼고 피아노도 치기 쉬워졌다. 그 후 근막 스트레칭을 꾸준히 했더니 결국 굽은 등 증세가 낫고 한 달 뒤에는 어깨, 팔꿈치, 허리의 통증도 줄어들어 다시 피아노를 칠 수 있게 되었다고 한다.

제5장

3주 만에
목 통증이 사라진다,
1분 목 스트레칭

굽은 등은 목에서부터 시작!
3주 만에 경추증을 치료해
목 통증이 사라진다.

타카히라 나오노부

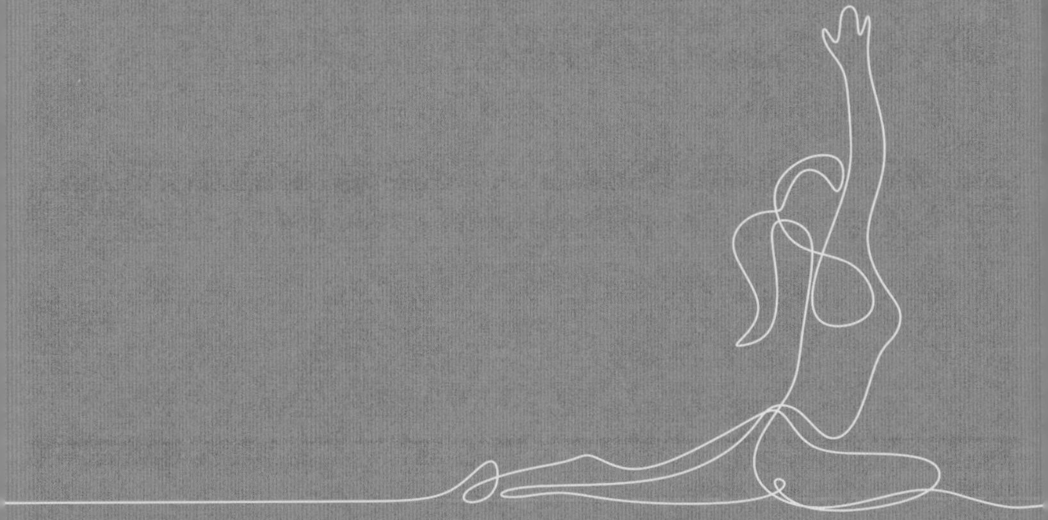

굽은 등을 유발하는 '경추증'

굽은 등은 목뼈와도 관련이 깊다. 목이 굽으면 자세가 나빠지는 것은 물론이고, 굽은 목을 방치하면 경추증으로 발전해 극심한 통증에 시달리기도 한다.

원래 등뼈는 옆에서 보면 자연스럽게 S자 형태의 곡선을 이루고 있다(p.9 그림 참조). 머리를 받쳐주는 목뼈도 무게와 충격을 분산시키기 위해 앞으로 살짝 나온 상태로 휘어져 있다. 그런데 목이 굽은 사람은 목뼈의 윗부분이 앞쪽으로 부자연스럽게 굽어 자연적인 곡선이 사라진다. 그중에는 턱을 내민 자세로 목뼈가 쭉 뻗은 '일자목'인 사람도 많다.

일자목 상태가 되면 등뼈를 구성하는 척추뼈에 변형이 일어나 척추 속을 지나는 신경이 눌린다. 그렇게 되면 목 결림이나 두통 등의 불편한 증상이 올 수 있고, 심하면 경추증 또는 목 디스크가 되어 목에 심한 통증이 오거나, 손가락 저림 증상이 나타날 수 있다.

사실은 필자도 10년 전 굽은 목의 일종인 일자목 때문에 고개를 위로 올리거나 아래로 숙일 때 통증으로 고통스러웠던 경험이 있다. 정형외과 의사인지라 스스로 치료해 보려고 파스를 붙이거나 진통제를 복용해 보았지만 전혀 좋아지지 않았다.

그러던 어느 날 방사선과 기사로부터 중요한 이야기를 들었다. 교통사고로 경추염좌증 환자들이 많이 찾아왔는데, 대부분 교통사고 충격으로 목뼈의 곡선이 망가져 일자목이 된 사람들이었다고 한다. 그런 경추염좌증 환자들이 운동 치료 후에는 일자목이 개선되고 완치되는 경우도 많았다고 했다. 이때의 경험이 필자가 운동 치료의 중요성에 눈뜨는 계기가 되었다.

일자목이란

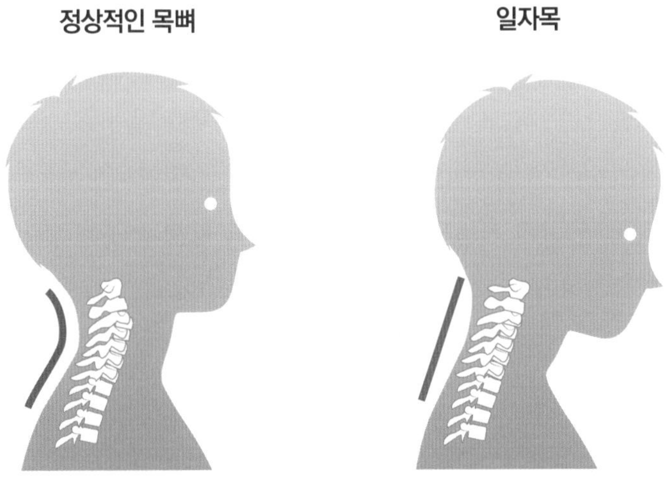

머리를 지탱하는 목뼈는 머리의 무게와 충격을 분산시키기 위해 앞으로 가볍게 휘어진 형태다(왼쪽 그림). 굽은 목의 일종인 일자목인 사람은 휘어진 부분이 사라져 오른쪽 그림처럼 목뼈가 똑바로 뻗은 상태가 된다.

굽은 목 치료하는 1분 목 스트레칭

목뼈는 7개의 마디로 이루어져 있다. 목 스트레칭은 7개의 목뼈를 하나하나 젖히기만 하면 된다. 1분 목 스트레칭으로 3주 만에 굽은 목과 목 통증을 치료할 수 있다.

필자는 약 10년 전 목이 굽어 일자목이 되었고, 목을 움직일 수 없을 정도로 결림과 통증이 심했다. 이 상태를 개선할 수 있었던 것이 방사선과 기사와의 대화였다.

당시 필자는 엑스선 사진에서 보듯 전형적인 일자목으로, 척추가 마디로 이루어진 게 아니라 일자로 붙어있는 것 같은 느낌이 들 정도였다. 하지만 원래 척추는 척추뼈라고 하는 작은 뼈들이 층층이 이어져 있는 구조라서, 보통은 뼈 하나하나가 유연하게 움직인다.

나는 굳어버린 하나하나의 척추뼈를 풀어주듯 목뼈를 하나씩 서서히 뒤로 젖혀주는 '1분 목 스트레칭'을 고안해 직접 시험해 보았다. 그랬더니 이 체조를 하면서 서서히 목의 통증이 가라앉기 시작해 나중에는 진통제를 먹지 않아도 되었다.

3주 후부터는 통증이 완전히 사라졌다. 엑스선 사진(오른쪽)을 보면 일자목이었던 목뼈가 원래의 곡선으로 돌아왔다. 이때부터 척추 관련 질환 치료에 체조 등이 어떤 것보다 효과가 있다고 확신하게 되었고, 특히 관절병 환자에게 운동요법을 적극적으로 지도하고 있다.

일자목 개선 효과, 1분 목 스트레칭

1분 목 스트레칭 시행 전 **1분 목 스트레칭 시행 후**

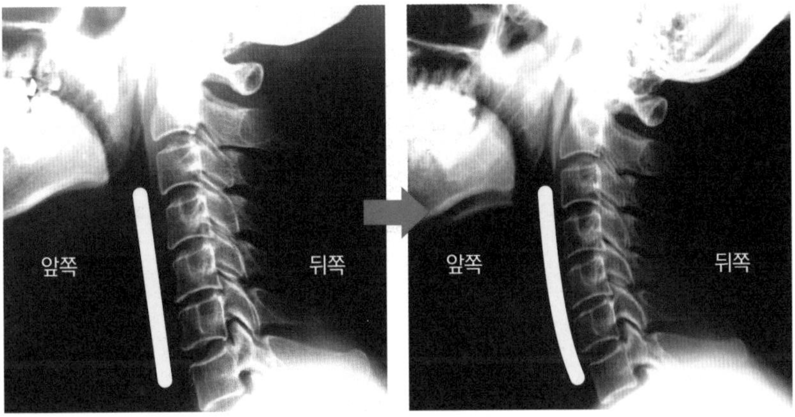

왼쪽은 일자목으로 인한 목 통증으로 고통스러워하던 때, 필자의 목뼈 엑스선 사진. 오른쪽은 1분 목 스트레칭을 하고 3주 지난 뒤의 사진. 목뼈의 자연스러운 곡선이 회복되어 목의 심한 통증도 사라졌다.

똑바로 위를 쳐다볼 수 있다

일자목 상태에서는 대각선 정도까지만 목을 젖힐 수 있었지만, 1분 목 스트레칭을 계속한 결과, 오른쪽 사진처럼 고개를 뒤로 젖혀 바로 위도 올려볼 수 있게 되었다.

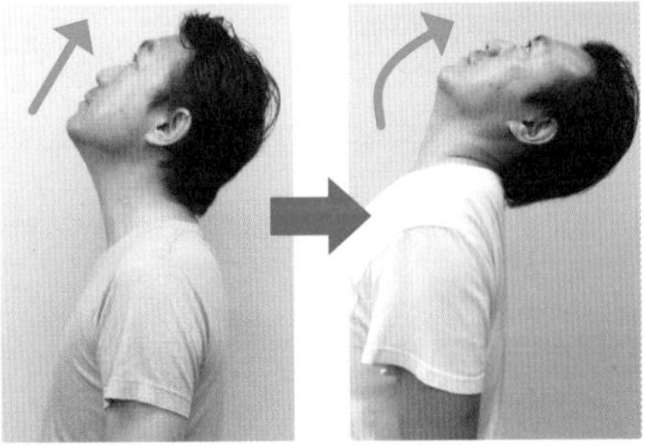

실전 1단계, 1분 목 스트레칭

필자가 실천했던 1분 목 스트레칭은 7개의 목뼈를 뒤로 젖히기만 하면 되는 아주 간단한 체조법이다. 아래에서부터 하나씩 차례로 젖히면서 목 스트레칭을 시작해보자.

1분 목 스트레칭은 굽은 목은 물론이고 일자목으로 고통받는 사람에게 아주 효과적인 운동 치료법이다. 방법은 아주 간단하다. 7개의 목뼈를 하나씩 서서히 뒤로 젖히기만 하면 된다. 엄밀히 말해서 뼈를 하나하나 따로 젖힌다는 것은 불가능하지만, 목뼈가 젖혀지는 이미지를 머릿속에 그리며 스트레칭을 하는 것이 요령이다.

시작하기 전에 준비운동을 한다. ① 목 앞으로 굽히기 스트레칭 ② 목 옆으로 굽히기 스트레칭이다. 준비운동을 하면 목 뒤와 목 옆의 근육이 풀려 1분 목 스트레칭을 하기가 더 쉽다.

뒤로 젖혔을 때 아프다면 무리해서는 안 된다. 매일 조금씩 실천하면 목의 유연성도 돌아오고 통증도 줄어들 것이다.

1분 목 스트레칭 준비운동 2가지

목 앞으로 굽히기 스트레칭

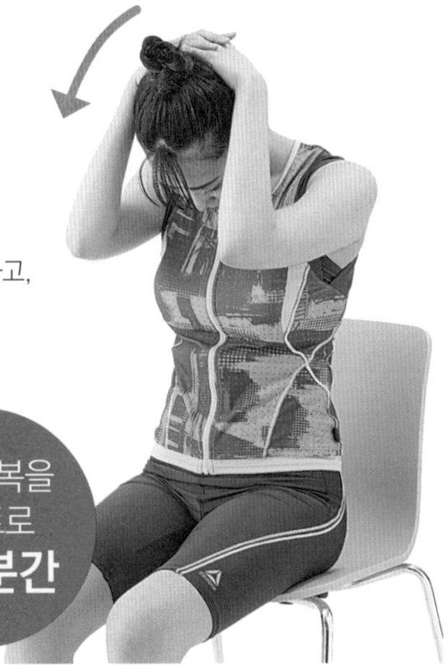

1. 목 뒤에서 양손을 깍지 끼고 서서히 아래를 보듯이 느긋하게 목을 앞으로 굽힌다.

2. 최대한 앞으로 굽혔다면 20초 유지하고, 천천히 원래 자세로 돌아온다.

2번 반복을
1세트로
약 1분간

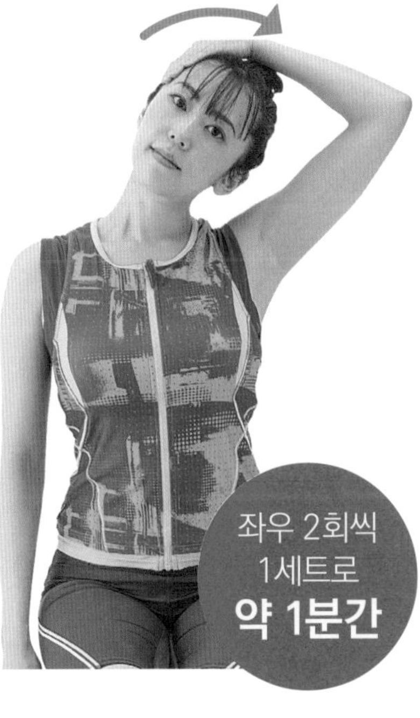

목 옆으로 굽히기 스트레칭

1. 왼손을 오른쪽 머리 옆에 대고, 머리를 왼쪽으로 끌어당기면서 기울인다. 이때 약간 왼쪽 뒤편으로 끌어당긴다는 느낌을 유지한다.

2. 최대한 당겼다면 10초 유지하고 천천히 원래 자세로 돌아온다.

3. 반대쪽도 똑같이 시행한다.

좌우 2회씩
1세트로
약 1분간

굽은 목을 치료하는 1분 목 스트레칭

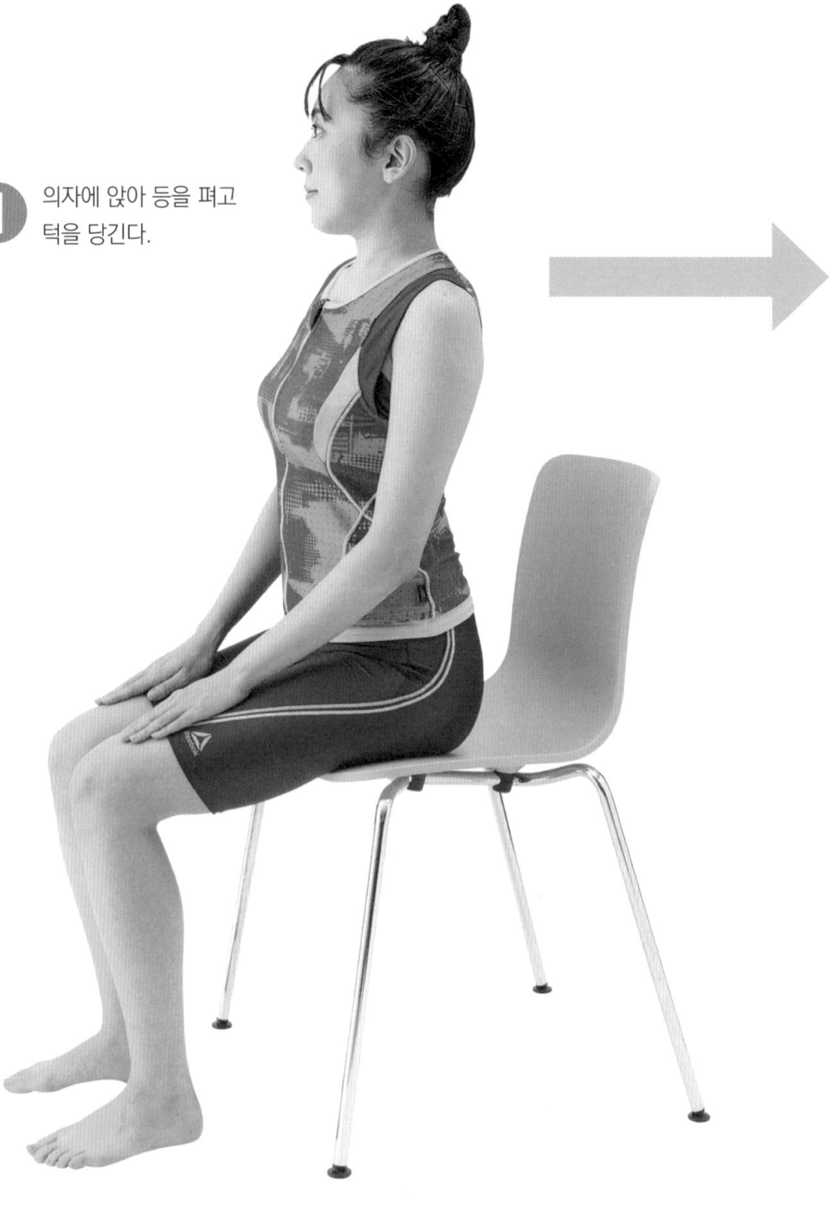

1 의자에 앉아 등을 펴고
턱을 당긴다.

2 목뼈 7개를 아래에서부터 차례로 하나씩 뒤로 젖힌다고 상상하며 조금씩 더 위를 향해 쳐다본다.

포인트 목뼈를 1개씩 젖히기 위해서 천천히 움직여야 한다.

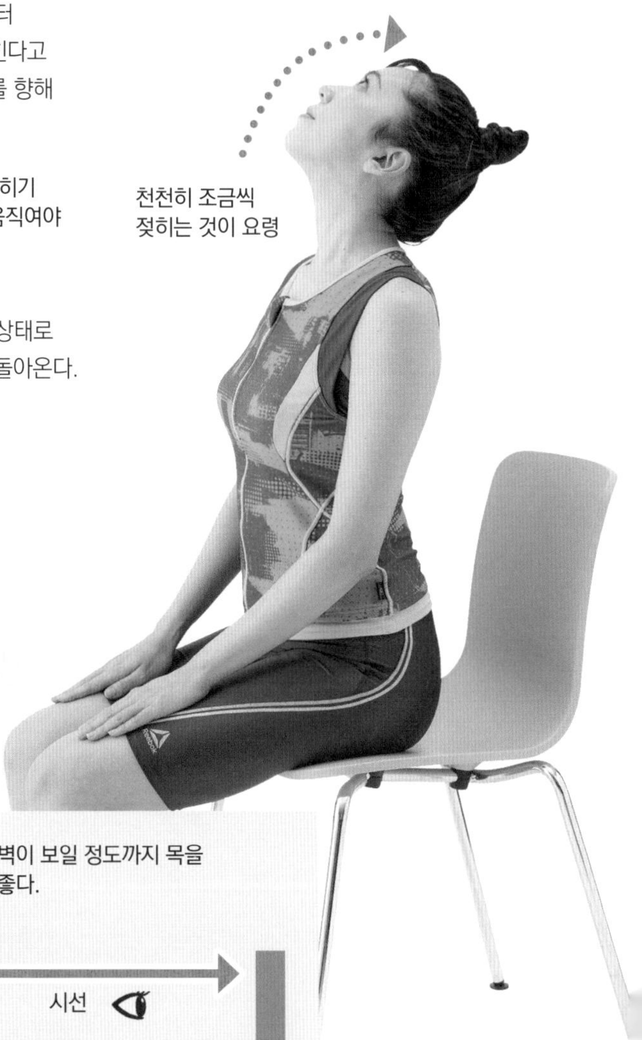

3 완전히 위를 향하면 그 상태로 20초 유지하고 천천히 돌아온다.

2번 반복을 1세트로
약 1분간

1일 3세트

포인트 위를 향할 때 뒤에 뒷벽이 보일 정도까지 목을 젖힐 수 있다면 가장 좋다.

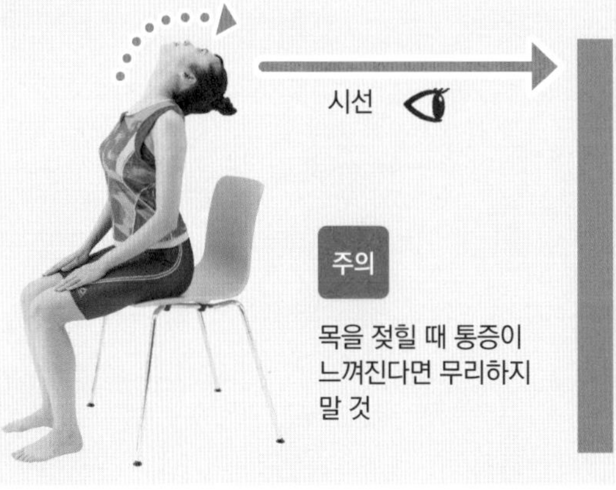

주의

목을 젖힐 때 통증이 느껴진다면 무리하지 말 것

2단계, 가슴 펴기 스트레칭

1분 목 스트레칭으로 목뼈를 부드럽게 했다면, 다음에는 목 스트레칭의 효과를 높이기 위해 제2단계에 들어간다. 굽은 목과 어깨결림을 개선하는 가슴 펴기 스트레칭을 시작해보자.

1분 목 스트레칭을 실천하더라도 증세가 생각처럼 좋아지지 않는 사람도 있다. 이런 사람들의 공통점은 가슴 근육이 움츠러들어 어깨가 앞으로 굽혀진 '말린 어깨'라는 것이다. 실제 1분 목 스트레칭을 시행해도 목이 생각보다 뒤로 젖혀지지 않아 뒷벽은커녕 바로 위조차 쳐다보기 힘든 사람도 있을 것이다. 이것은 어깨가 말려서 가슴 근육이 움츠러들어 있고, 이로 인해 목 뒤의 근육이 끌어당겨져서 그대로 굳어졌기 때문일 것이다.

이 상태에서 가슴 근육을 풀어주면 말린 어깨 문제가 해결된다. 이때 가슴 펴기 스트레칭도 같이 시행하면 1분 목 스트레칭의 효과를 최대한 끌어낼 수 있다. 가슴 펴기 스트레칭은 소흉근(작은가슴근)과 대흉근(큰가슴근)으로 나누어 시행한다. 큰가슴근은 가슴에 있는 날개 모양의 커다란 근육이다. 작은가슴근은 큰가슴근 아래에 있는 근육으로 어깨가 유연하게 움직이도록 한다.

다음에 소개하는 2가지 스트레칭은 제4장에 나오는 근막을 풀어주는 효과도 있다. 굽은 목 증세를 치료하기 위해 반드시 1분 목 스트레칭과 함께 해보는 것이 좋다.

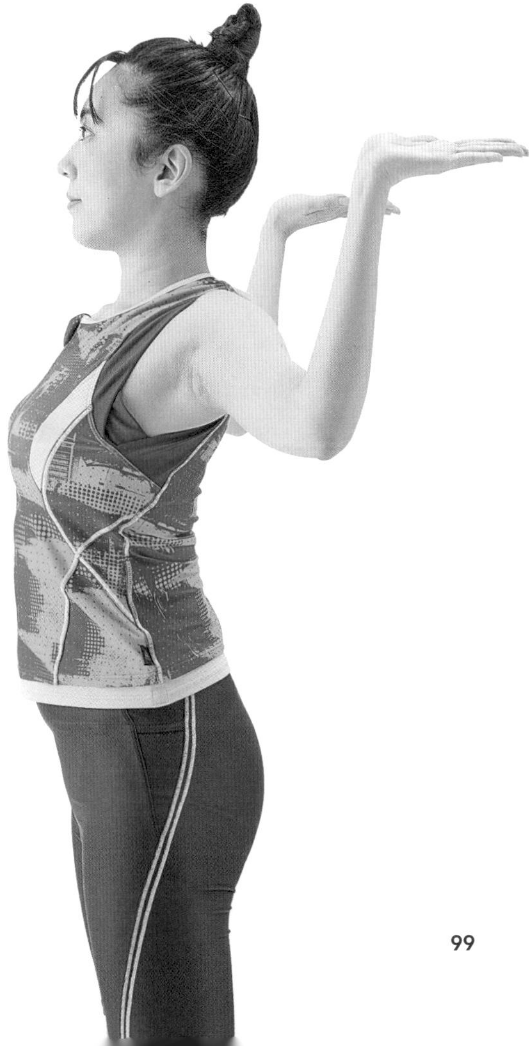

1분 목 스트레칭의 효과를 높이는 가슴 펴기 스트레칭 1
작은가슴근 스트레칭

1

등을 반듯하게 펴고 서서 양 손바닥이 천장을 향하도록 팔을 올린다.

2

손바닥과 천장이 수평이 되도록 유지하며 뒤쪽으로 민다. 최대로 밀었다면 20초 유지하고 원래 위치로 돌아온다.

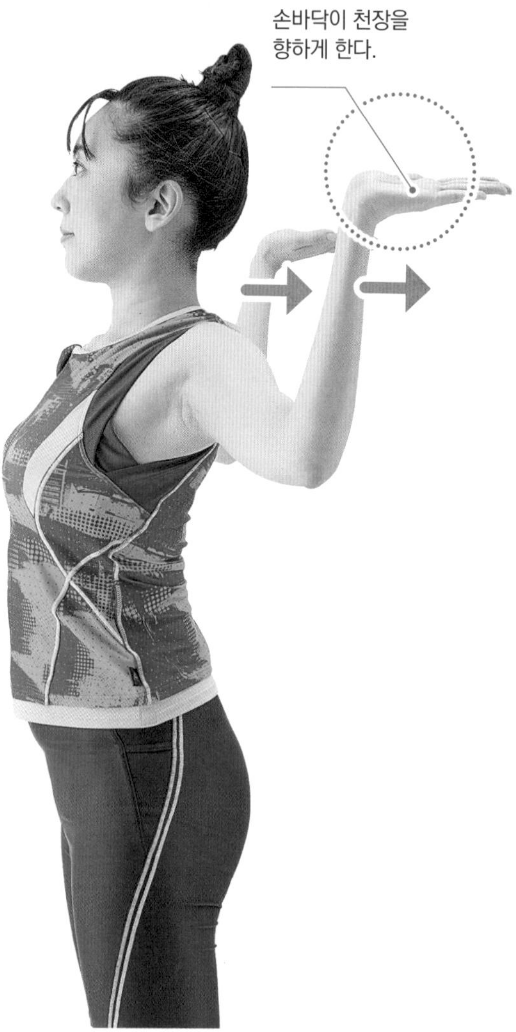

2번 반복을 1세트로 **약 1분간**

1일 3세트

포인트 어깨가 앞으로 숙여져 안쪽으로 말린 '말린 어깨'를 가진 사람들에게 이 스트레칭이 특히 효과가 좋다. 가슴 펴기 스트레칭을 같이 해주면 1분 목 스트레칭을 할 때 목이 좀 더 쉽게 뒤로 젖혀져서 굽은 목 치료에 더욱 효과적이다.

1분 목 스트레칭의 효과를 높이는 가슴 펴기 스트레칭 2

큰가슴근 스트레칭

1. 벽에 등을 대고 발을 어깨너비 정도로 벌리고 선다. 왼손 손바닥을 벽에 붙이고, 상체를 벽 반대 방향으로 비틀어 가슴과 팔의 근육을 늘여간다.
2. 가슴과 팔 근육을 완전히 늘였으면 그 상태로 20초간 유지하고 원래 자세로 돌아온다.
3. 왼손도 같은 방법으로 시행한다.

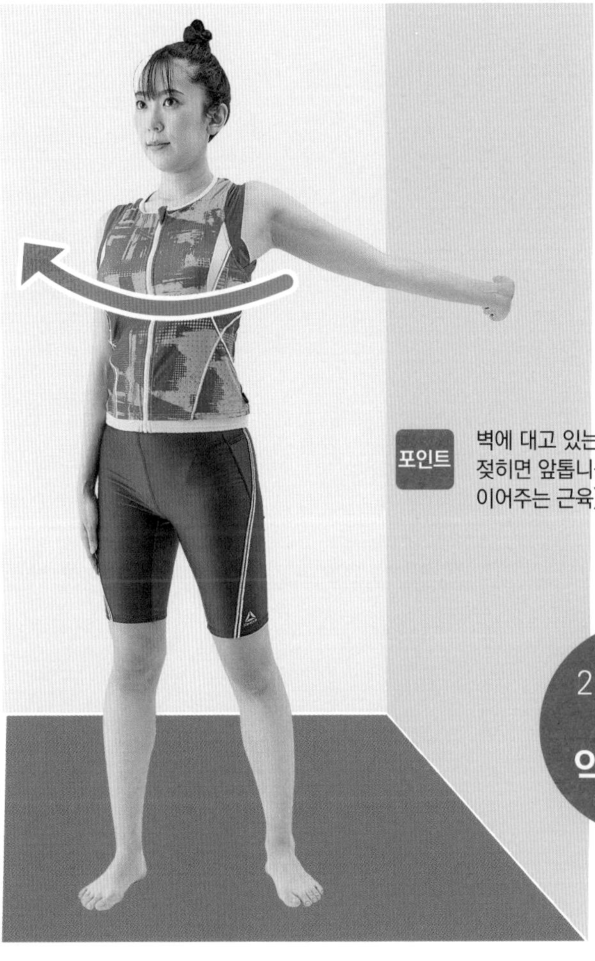

포인트 벽에 대고 있는 손의 위치를 약간 위로 젖히면 앞톱니근 (전거근:어깨뼈와 늑골을 이어주는 근육)의 스트레칭이 된다.

2번 반복을 1세트로 **약 1분간**

1일 3세트

1분 스트레칭으로 통증이 사라지고 외모도 젊어졌다

56세 건축설계사

과도한 컴퓨터 작업으로 생긴 굽은 목이 1분 목 스트레칭으로 좋아져 통증도 사라지고 외모도 젊어진 T씨의 이야기다.

일본 도쿄 근교에 사는 T씨는 건축 설계업을 하고 있다. 건축설계의 특성상 그는 건축현장보다는 사무실에서 설계에 몰두하는 일이 많았다.

건축설계는 컴퓨터로 작업이 이루어지는데, 온종일 고개를 내민 자세로 20년 넘게 컴퓨터 작업을 해온 탓인지 꽤 오래전부터 목 통증으로 고생하고 있었다고 한다.

T씨는 통증이 심해지자 1년 전에 정형외과를 찾았다. 당시 그는 안정된 상태에서도 목 통증이 심하다고 호소했다. 엑스선 검사 결과 경추증으로 진단되지는 않았지만, 거북목에 일자목 증상이 나타났다.

그때 정형외과 전문의는 T씨에게 적절한 치료와 함께 '1분 목 스트레칭'을 하도록 권유했다. 앞으로 굽히기 스트레칭과 옆으로 굽히기 스트레칭에 하나를 더해 3가지 패턴의 체조를 매일 하도록 지도했다.

이렇게 매일 꾸준히 실시한 결과 T씨는 불과 1개월 만에 목 통증이 완치되었다. 일자목도 상당히 개선되어 자세도 좋아지고 겉모습도 눈에 띄게 젊어졌다.

제6장

굽은 등 치료에 효과!
1분 벽 밀기 체조

딱딱해지기 쉬운 등 근육은 풀어주고
느슨해지기 쉬운 배 근육은 단련시켜
굽은 등을 치료한다.

타카히라 나오노부

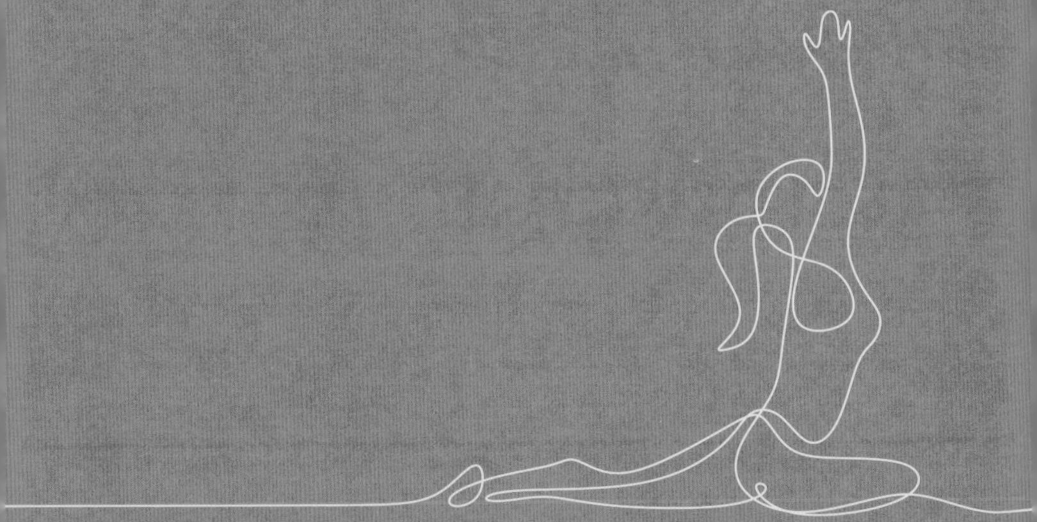

1분 벽 밀기 체조가 효과적인 이유

몸통의 깊은 층에 위치한 심부 근육은 몸의 안정성을 유지하는 기능을 한다. 등뼈를 지탱하는 심부 근육의 균형을 바로잡아 굽은 등을 치료하자.

굽은 등이란 간략하게 말하면 등 한가운데가 둥글게 휘어진 등을 말한다. 척추는 24개의 척추뼈가 층층이 쌓여있는데, 위로부터 목뼈(7개), 등뼈(12개), 허리뼈(5개) 3 부위로 나뉜다. 목뼈는 경추, 등뼈는 흉추, 허리뼈는 요추라고도 한다. 굽은 등인 사람은 이 척추의 곡선에 문제가 생긴 것이다.

제2장에서 이야기했던 것처럼 등이 굽은 사람 중에는 허리가 젖혀진 사람이 많다. 이것은 벽을 등지고 서보면 알 수 있다. 벽을 등지고 서서 등을 벽에 붙이면 허리가 많이 젖혀진 사람은 벽과 허리 사이에 공간이 많이 생긴다. 젖혀진 허리는 얼핏 좋은 자세처럼 보이지만 실제로는 척추의 정상적인 S자 곡선이 없어진 상태라서 방치해서는 안 된다.

그러면 굽은 등은 어떻게 해야 좋아질까? 등이 굽은 사람은 척추를 지탱하는 근육의 균형을 되찾는 것이 중요하다. 균형을 되찾는 것은 단순히 근육을 강화하는 것만으로는 충분하지 않다.

동작과 자세 유지에 관여하는 근육은 2가지의 다른 성질이 있다. 하나는 '수축해서 굳어지기 쉬운 성질'이고, 다른 하나는 '탄력이 저하되어 느슨해지기 쉬운 성질'이다. 대부분 등이 굽은 사람은 척추기립근과 견갑거근(어깨올림근)이 수축해서 딱딱하게 굳어있고, 배 쪽의 복근(배곧은근)과 엉덩이의 대둔근(큰볼기근)은 늘어나서 느슨한 상태다.

자세가 나빠지는 원인은 서로 다른 두 종류의 근육 때문

수축해서 딱딱하게 굳기 쉬운 근육

- 상부 승모근(등세모근),
  견갑거근, 후두하근(뒤통수 밑근),
  가슴근육군(큰가슴근), 흉쇄유돌근(목빗근)
- 척추기립근, 장요근(엉덩허리근), 햄스트링

늘어나 느슨해지기 쉬운 근육

- 두장근(머리긴근), 경장근(긴목근),
  하부 승모근(등세모근), 능형근(마름근)
- 배근육군(배곧은근), 볼기근군(큰볼기근)

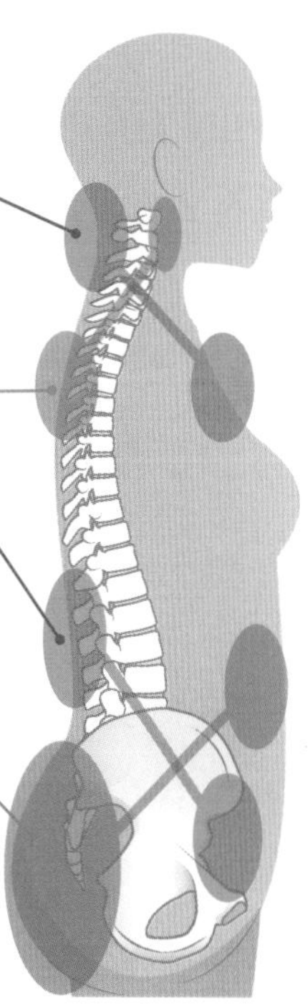

수축해서 딱딱하게 굳기 쉬운 근육들(그림의 빨간 부분)과 늘어나서 느슨해지기 쉬운 근육들(그림의 파란 부분)을 선으로 이으면 그림처럼 선이 교차한다. 이 현상을 교차 증후군이라 하며 자세가 나빠지거나 통증을 일으키는 원인이라고 생각된다.

이러한 근육의 불균형은 등을 구부정하게 하고, 자세가 그대로 굳어지게 만드는 중요한 원인이다.

이 근육군의 관계를 옆에서 봤을 때, 수축해서 굳는 근육군과 늘어나 느슨해진 근육군을 선으로 이으면 선이 X자로 교차하는 것을 알 수 있다(앞 페이지 그림 참조). 이 같은 근육의 불균형 현상을 '교차 증후군'이라고 하며, 체코의 재활의학 의사 블라디미르 얀다가 제창한 이론이다.

제4장에서 이야기했듯이 근육은 '파시아'라고 하는 막에 둘러싸여 있고, 이것들이 이어져 라인을 형성해서 자세를 유지한다. 그런데 교차 증후군 상태가 되면 수축해서 굳은 근육이 늘어나 느슨해진 근육과 교차하듯 섞여져 라인이 정상적인 기능을 하지 못하고 굽은 등 같은 나쁜 자세가 계속되는 것이다.

이때 근육의 균형을 되찾으려면 딱딱하게 굳어지는 성질을 지닌 근육은 스트레칭으로 풀어주고, 늘어나서 느슨해지는 성질을 가진 근육은 트레이닝으로 단련하는 것이 중요하다.

필자의 병원에서는 등이 굽은 사람에게는 '1분 벽 밀기 체조'(p.112 참조)를 하도록 지도하고 있다. 1분 벽 밀기 체조는 척추기립근을 비롯해 수축해서 딱딱해진 근육군을 한 번에 스트레칭할 수 있다. 또 배 근육처럼 늘어나 느슨해진 근육군은 '벽 보고 스쾃하기'(p.114 참조)로 단련할 수 있다. 이 두 가지 훈련으로 근육의 균형을 맞출 수 있다.

1분 벽 밀기 체조와 벽 보고 스쾃하기로 교차 증후군이 해결되어 굽은 등을 고친 사람들이 많다.

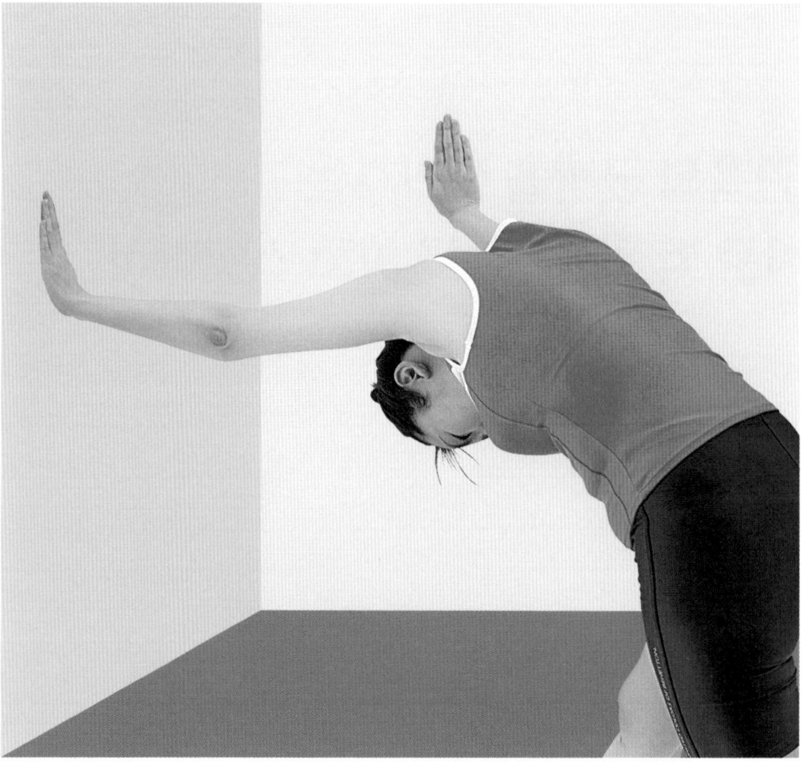

1분 벽 밀기 체조는 우선 몸의 프런트 라인(전면)에 있는 근육을 늘여준 후, 백 라인(뒷면)의 근육을 크게 늘여준다. 그러면 굽은 등의 원인이 되는 수축해서 딱딱하게 굳는 근육을 풀어줄 수 있다.

근육의 균형을 잡아주는
'1분 벽 밀기'와 '벽 보고 스쾃하기'

수축해서 굳어지는 근육과 늘어나서 느슨해지는 근육이 교차하면서 불균형이 오기 쉽다. 근육의 균형을 잡아주기 위해서 벽 밀기와 스쾃이 효과적이다.

굽은 등을 개선하려면 단순히 등뼈를 지탱하는 근육을 강화하는 것만으로는 충분치 않다. 근육의 균형을 되찾는 것이 중요하다. 등이 굽은 사람은 대부분 척추와 어깨 근육이 수축해서 딱딱하게 굳어 있고, 배와 엉덩이 근육은 이완돼서 느슨한 상태다. 이처럼 근육이 불균형한 상태를 교차 증후군이라고 한다. 이렇게 되면 수축한 근육과 이완된 근육이 교차하듯 섞이면서 신체 라인이 흐트러져서 굽은 등 같은 나쁜 자세가 되는 것이다.

이때 근육의 균형을 되찾으려면 딱딱하게 굳어진 근육은 스트레칭으로 풀어주고, 늘어나서 느슨해진 근육은 트레이닝으로 단련하는 것이 중요하다.

여기서 소개하는 1분 벽 밀기 체조는 근육을 풀어주는 운동이고, 벽 보고 스쾃하기는 느슨해진 근육을 단련하는 운동이다. 이 두 가지 훈

련을 함께 하면 근육의 균형을 맞출 수 있다.

굳은 근육을 풀어주는 1분 벽 밀기 체조

근육을 풀어주는 데는 1분 벽 밀기 체조가 효과적이다. 1분 벽 밀기 체조는 말 그대로 1분 동안 벽을 밀어주기만 하면 되는 간단한 운동이다. 팔을 늘려서 벽을 밀 때, 양 팔꿈치를 구부려 밀 때, 머리를 숙이고 벽을 밀 때 등 각 동작에 따라 특정 부위의 근육을 의식하면서 밀면 더 효과적이다.

팔을 늘려서 벽을 밀 때는 몸 앞면 라인의 근육을 의식하면서 진행한다. 고개를 들게 되면 몸의 앞부분에 더 집중할 수 있다(동작 ②번). 양 팔꿈치를 구부려 밀 때는 팔의 라인을 의식하면서 진행한다. 팔은 처음 위치 그대로 벽을 짚고 발을 내밀면서 몸이 약간 내려가므로, 팔에 힘을 주어야 한다(동작 ③번). 머리를 숙이고 벽을 밀 때는 몸 뒷면 라인의 근육을 의식하면서 진행한다(동작 ④번).

각 동작은 앞이나 옆, 뒤 등 단 하나의 근육 라인에만 적용되는 것이 아니다. 동시에 복합적으로 여러 라인이 동시에 적용되므로, 각 부분의 근육이 잘 늘어나는 것을 느끼면서 시행해야 한다.

등이 굽은 사람은 대체로 등과 가슴, 허리, 허벅지의 근육이 수축해서 굳어져 있다. 1분 벽 밀기 체조를 꾸준히 하면 이 근육들을 효율적으로 한 번에 늘릴 수 있다.

굳은 근육을 풀어주는 '1분 벽 밀기 체조'

①

방 모서리를 향해 서서 오른쪽 벽에 오른손, 왼쪽 벽에 왼손을 댄다. 손바닥은 어깨높이로 하고 팔꿈치는 완전히 편다.

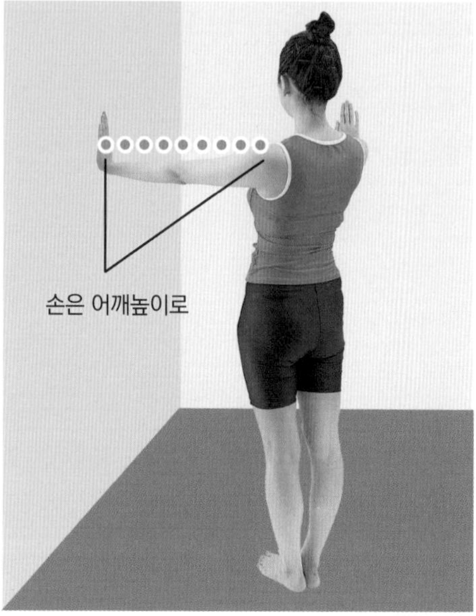

②~④를 1세트로 **약 1분간**

발을 좌우 바꿔서 1일 3세트씩

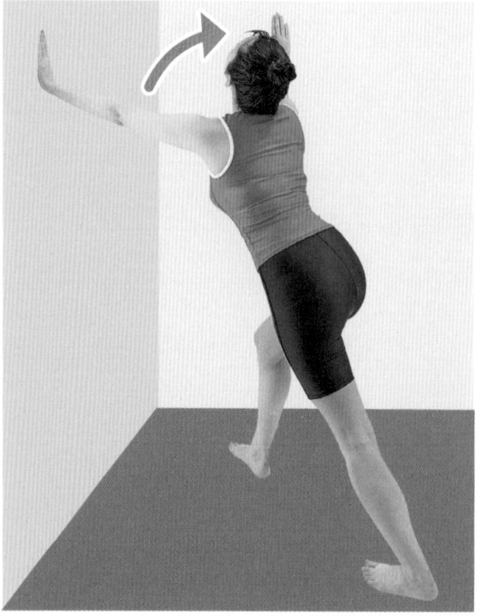

②

오른발을 한 발 앞으로 내밀고 허리는 약간 낮춘다. 얼굴은 최대한 들어 올린 상태로 20초 유지한다.

포인트 몸 앞쪽의 근육들이 늘어나는 것을 의식하며 시행한다.

3

얼굴을 내려 정면을 보고
양 팔꿈치를 굽히면서 상체를
방 모서리에 가까이 댄다.
최대한 가까이했다면 20초
유지한다.

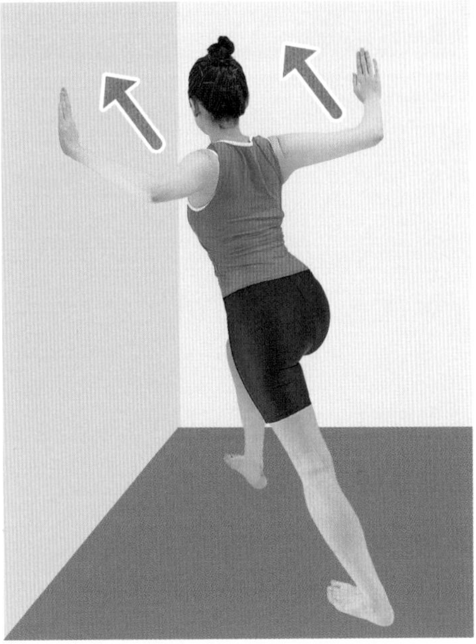

포인트 가슴, 허벅지의 앞쪽, 무릎 뒤가 쫙 늘어나는 것을 느끼면서 시행한다.

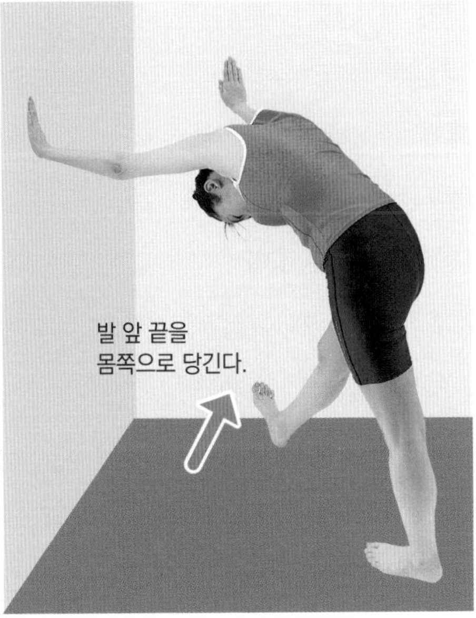

4

양 팔꿈치를 쭉 펴고, 양팔 사이로
고개를 숙인다. 그런 다음, 무릎을
쭉 펴서 오른발을 들어 올린다.
발끝을 몸쪽으로 당겨 무릎 뒤가
최대한 늘어난 상태로 20초
유지한다.

포인트 다리 뒤의 근육이 늘어나는 것을 느끼며 시행한다.

오른발을 마치고 나면 발을 바꾸어
왼발로 시행한다. 오른발, 왼발
1번씩을 1세트로 3세트 실시한다.

늘어난 근육을 단련하는 '벽 보고 스쾃하기'

'벽 보고 스쾃하기'는 말 그대로 벽 바로 앞에 서서 벽을 향한 채로 스쾃을 하는 것이다. 이렇게 하면 무릎을 굽히거나 펼 때 무릎이 발끝보다 앞으로 나가는 것을 막을 수 있다.

스쾃은 대퇴사두근(넙다리네갈래근), 대둔근(큰볼기근)에서 시작되는 하반신의 근육을 아주 잘 단련할 수 있는 트레이닝법이다. 하지만 동작을 할 때 무릎에 커다란 부담이 생기는데, 특히 굽히고 펼 때 무릎이 발끝 앞으로 나가면 무릎 관절이 손상되어 염증을 일으킬 수 있다. 뼈가 변형된 사람은 무릎의 통증이 심해질 수 있으므로 주의해야 한다.

굽히고 펼 때 무릎이 발끝 밖으로 나오지 않으면 무릎 관절에 걸리는 부담이 크게 줄어들어 안전하게 근육을 단련할 수 있다. 벽 보고 스쾃하기는 무릎이 벽에 닿지 않게 시행하기 때문에, 기본적으로 무릎의 위치가 발끝보다 앞으로 나오는 것을 막아준다. 무릎의 부담을 줄이기 위해서는 반동을 이용하지 않고 천천히 진행하는 것이 중요하다.

스쾃을 할 때는 배를 의식적으로 집어넣도록 한다. 그렇게 하면 복직근(배곧은근)과 복횡근(배가로근)에도 무게가 실려 등뼈를 앞에서 지탱하는 프런트 라인의 근육도 효과적으로 단련할 수 있다.

1

벽을 향하고 서서 어깨너비만큼 다리를 벌린다. 머리 뒤로 양손을 깍지 낀다.

2

머리와 무릎이 벽에 닿지 않게 하면서 조금씩 허리를 낮춘다. 최대한 허리를 낮추었다면, 원래의 위치로 돌아온다.

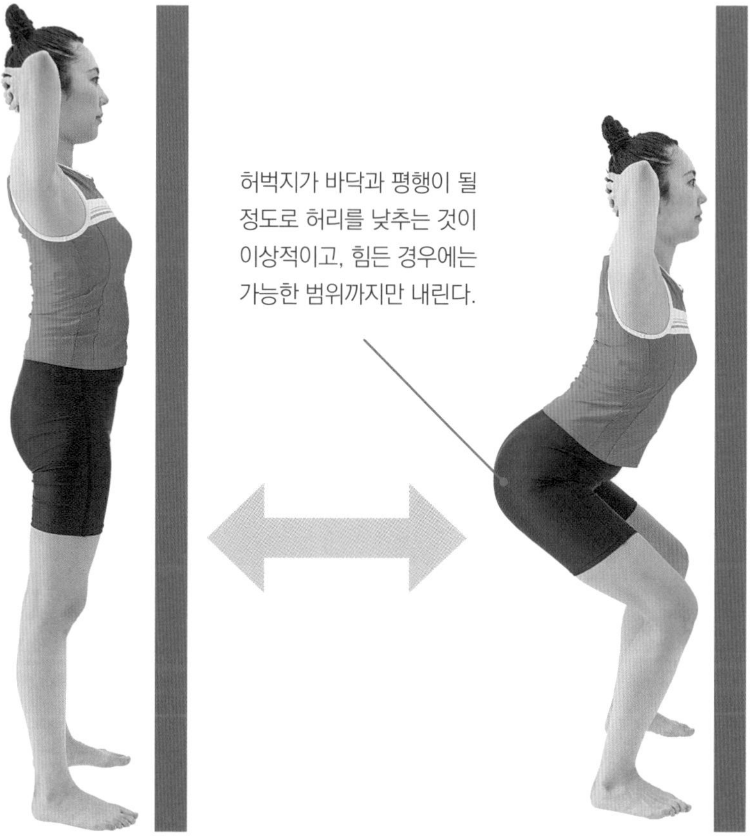

포인트 발끝을 가능한 한 벽 가까이 두고 시행하면 좋다. 이렇게 하면 무릎이 발끝보다 앞으로 나가지 않고 스쾃 자세도 더욱 정확하게 할 수 있다.

10번 반복을
1세트

1일
3세트

운동 후 효과가 바로 나타나는
1분 벽 밀기 체조와 벽 보고 스쾃하기

1분 벽 밀기 체조의 효과

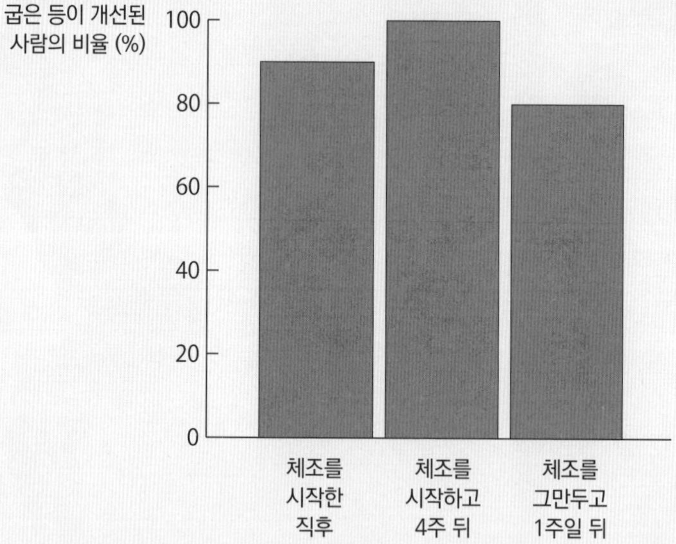

기타사토대학 대학원생 10명을 대상으로 1분 벽 밀기 체조와 벽 보고 스쾃하기를 4주간 시행한 뒤 자세 등의 변화를 조사했다.

그 결과 체조한 첫날부터 90%의 학생에게서 자세 개선이 관찰되었고 4주 뒤에는 100%가 자세 개선 효과를 보았다. 하지만 체조를 그만두면 바로 원 상태로 돌아가는 것을 알 수 있었다. 그런 점에서 꾸준히 하는 것이 매우 중요하다.

운동 부족으로 인한 굽은 등, 1분 벽 밀기 체조 후 1개월 만에 개선

67세 자영업자

Y씨는 목과 등의 통증 때문에 대학병원을 찾았다. 그는 스스로의 힘으로는 등을 곧게 펴지 못했고, 어깨와 등의 결림도 있었다.

자세가 불편하니 대개는 집에 틀어박혀 있는 날이 많았다. 그래서 처음 Y씨를 진단했을 때, 운동 부족으로 척추를 지탱하는 근육이 불균형 상태가 된 교차 증후군이 아닌가 하는 생각이 들었다. 그래서 통증을 없애는 치료와 함께 1분 벽 밀기 체조와 벽 보고 스쾃하기를 시행하도록 했다.

처음 Y씨는 무릎을 앞으로 내미는 정도밖에 굽힐 수 없었다. 그래서 엉덩이를 뒤로 빼고 허벅지를 바닥과 수평이 될 때까지 깊게 굽혔다 펴는 동작만 했다. 이렇게 매일 지속한 결과 1개월 후에 한눈에 달라 보일 정도로 자세가 좋아졌다. 굽은 등도 개선되고 목 통증과 어깨결림도 크게 줄었다고 한다.

제7장

허리 통증을 낫게 하는 **1분 허리 스트레칭**

도쿄대학병원에서 실시한
1분 허리 스트레칭으로
환자의 80%가 허리 통증이 개선되었다.

하라 노부히로
야마구치 마사타카

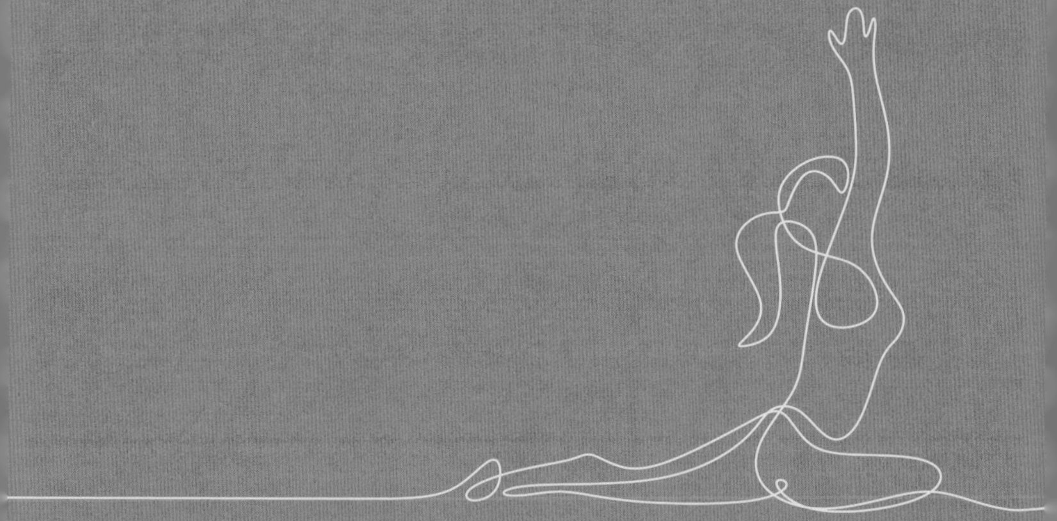

척추뼈 하나하나를 잘 움직이게 하는 것이 중요하다

나이가 들어 근육이 쇠퇴하면 척추를 지지할 수 없어 허리가 굽기 쉽다. 경직된 근육을 풀어주고 척추뼈를 움직이게 하는 데는 스트레칭이 효과적이다.

제2장 굽은 등의 유형 진단에서 보았듯이, 벽을 등지고 섰을 때 벽과 허리 사이에 간격이 생기지 않고 자연스러운 S자 곡선이 없는 사람을 '굽은 허리'로 분류한다. 이런 사람들은 뒤통수를 벽에 대려고 해도 닿지 않을 것이다. 이것은 허리가 상당히 굽어있다는 증거로 만성 허리 통증이 발생하기 쉬운 상태다.

3가지 유형의 굽은 등 중에서 많은 사람들은 목에서 시작해, 굽은 등, 굽은 허리로 점점 심해지는 경향이 있다. 하지만 모두가 그렇지는 않고 처음에 허리부터 굽는 사람도 있다.

나이가 많은 사람들은 쉽게 허리가 굽는데, 가장 큰 원인은 근육의 쇠퇴다. 나이가 많아지면 몸 앞뒤의 근육이 모두 약해진다. 등은 뼈가 있어서 지지할 수 있지만, 배 부분은 뼈가 없어서 배 근육과 등 근육이 약해지면 지지할 수 없게 되어 허리 부분이 굽게 된다.

그렇다면 굽은 허리는 어떻게 하면 좋아질까? 비결은 굽은 허리 상태로 경직되어 있는 근육을 풀어줘서, 척추뼈 하나하나가 잘 움직이게 만드는 것이다.

낚싯대와 야구방망이를 떠올려 보자. 낚싯대는 물고기가 걸렸을 때 유연하게 휘어진다. 하지만 야구방망이는 유연성이 없어 전혀 굽지 않는다. 등이 굽은 사람은 배와 등이 마치 야구방망이처럼 굳어있어 유연성을 완전히 잃어버린 상태다. 그런 사람에게 갑자기 "자세를 고치세요"라고 하는 것은 무리다. 우선 야구방망이같이 굳어있는 배와 등의 근육을 풀어주고, 척추뼈 하나하나가 잘 움직이도록 하는 것이 중요하다.

근육을 풀고 척추뼈를 움직이게 하는 데는 스트레칭이 효과적이다. 특히 굽은 허리는 나이 드신 분들에게 많다는 점을 고려했을 때, 안전하고도 효과가 큰 스트레칭이 필요하다. 그래서 추천하고 싶은 것이 다음에 소개하는 '1분 허리 스트레칭'이다.

1분 스트레칭은 4가지 동작으로 구성된다. 그것은 ①비틀기 스트레칭, ②수건 스트레칭, ③굽히기 스트레칭, ④엎드려 스트레칭이다. 누운 채로 하는 4가지 동작을 주 3일만 해도 충분하다. 동작은 4가지밖에 없지만 근육과 뼈가 잘 움직일 수 있게 계산해서 만든 것이기 때문이다. 도쿄대학 의학부 부속병원에서도 환자에게 지도하고 있는데, 해보았더니 몸 상태가 좋아졌다는 사람이 아주 많다. 꼭 시도해보길 바란다.

1분 허리 스트레칭으로 허리 통증 환자 80%가 좋아졌다!

누운 자세에서 스트레칭을 하면 중력의 저항을 받지 않아 근육의 스트레칭이 더 잘 된다. 누운 채로 하는 4가지 스트레칭 동작을 소개한다.

여기서 소개하는 1분 허리 스트레칭은 모두 바닥에 드러누운 자세로 할 수 있다는 것이 특징이다. 서거나 앉은 상태에서는 중력에 저항해 몸이 들어 올려져서 허리와 등의 근육이 수축한다. 하지만 누운 자세에서는 중력을 거스를 필요가 없어져서 근육에 힘이 빠진 상태가 되고, 근육이 더 쉽게 스트레칭 된다.

1분 허리 스트레칭의 또 하나의 특징은 비틀거나 구부리거나 젖히는 동작이어서 허리뼈나 등뼈, 어깨, 늑골, 고관절에도 영향을 줄 수 있다는 점이다. 그렇기 때문에 척추뼈 전체를 유연하게 만들 수 있다.

1분 허리 스트레칭은 원래 허리 통증 환자를 위해 고안한 것이다. 허리 통증을 호소하는 환자는 많은데 실태를 정확하게 파악하기는 힘들다. 그 증거로 원인을 확실히 알 수 있는 허리 통증은 전체의 15%(추간판탈출증 및 허리 부분 척추관 협착증 등)밖에 없다. 나머지

85%는 원인을 알 수 없다.

원인을 알 수 없는 경우는 통증을 누그러뜨리는 대증요법이 치료의 중심이 된다. 근육과 척추뼈를 최대한 효율적으로 자극해서 굽은 등과 같은 자세를 개선하고 허리 통증의 해소하는 것이 1분 허리 스트레칭이다.

1분 허리 스트레칭 후 관절의 움직임이 좋아진 경우

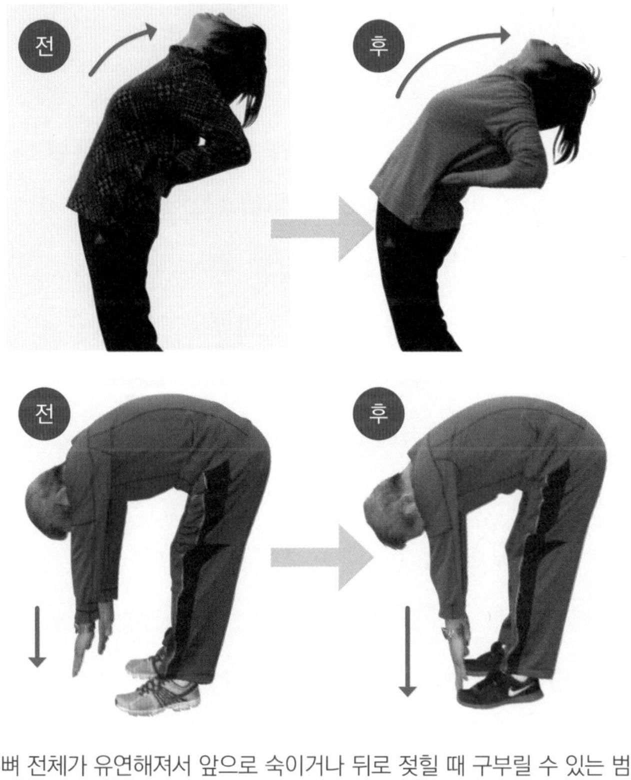

척추뼈 전체가 유연해져서 앞으로 숙이거나 뒤로 젖힐 때 구부릴 수 있는 범위가 확실히 늘어났다.

1분 허리 스트레칭의 효과를 확인하기 위해 필자의 병원에서는 2010년부터 임상 연구를 시작했다. 2017년에 보고한 연구에서, 병의 증세가 반년 이상 지속되었지만 원인을 정확하게 알 수 없는 허리 통증 환자 73명(남성 27명, 여성 46명, 평균 연령 69세)을 허리 통증의 증세가 변하기 쉬운 그룹(A)과 증세가 변화하지 않는 그룹(B)으로 나누어 주 1회 빈도로 총 4회의 지도를 통해 1분 허리 스트레칭을 하도록 했다.

A그룹은 몸을 움직이면 통증이 줄어들거나 관절의 움직임이 좋아지는 그룹으로, 허리 통증이 쉽게 나을 수 있는 집단을 말한다. B그룹은 몸을 움직임에도 불구하고 변화가 없어 허리 통증이 잘 낫지 않는 그룹을 말한다.

결과를 보면, 두 그룹 모두 1분 허리 스트레칭을 시행한 후 개선 효과를 보였다. 그리고 허리 통증뿐 아니라 앞으로 굽혀지거나 뒤로 굽혀지는 정도도 체조 시행 전보다 상당히 좋아졌다. 경직된 등이 풀려 척추뼈 하나하나의 움직임이 좋아진 것이다.

허리에 통증이 있는 사람은 대체로 자세가 나쁘기 마련이다. 그중에는 허리가 굽은 사람도 많다. 이런 사람들이 1분 허리 스트레칭을 시행한 후 모두 자세가 좋아져서 젊어진 것처럼 보였다. 심신의 건강 상태에 대한 스스로의 평가도 체조 후에 높아졌다.

이 같은 결과로 볼 때 허리가 굽은 사람에게도 1분 허리 스트레칭이 효과적이라는 사실을 확실히 알 수 있었다. 필자는 병원에서 거의 매일 허리 스트레칭을 지도하고 있는데, 만성 허리 통증을 지닌 사람의 80% 이상이 효과를 보고 있다.

만성 허리 통증인 사람이 1분 허리 스트레칭을 시행하기 전과 후

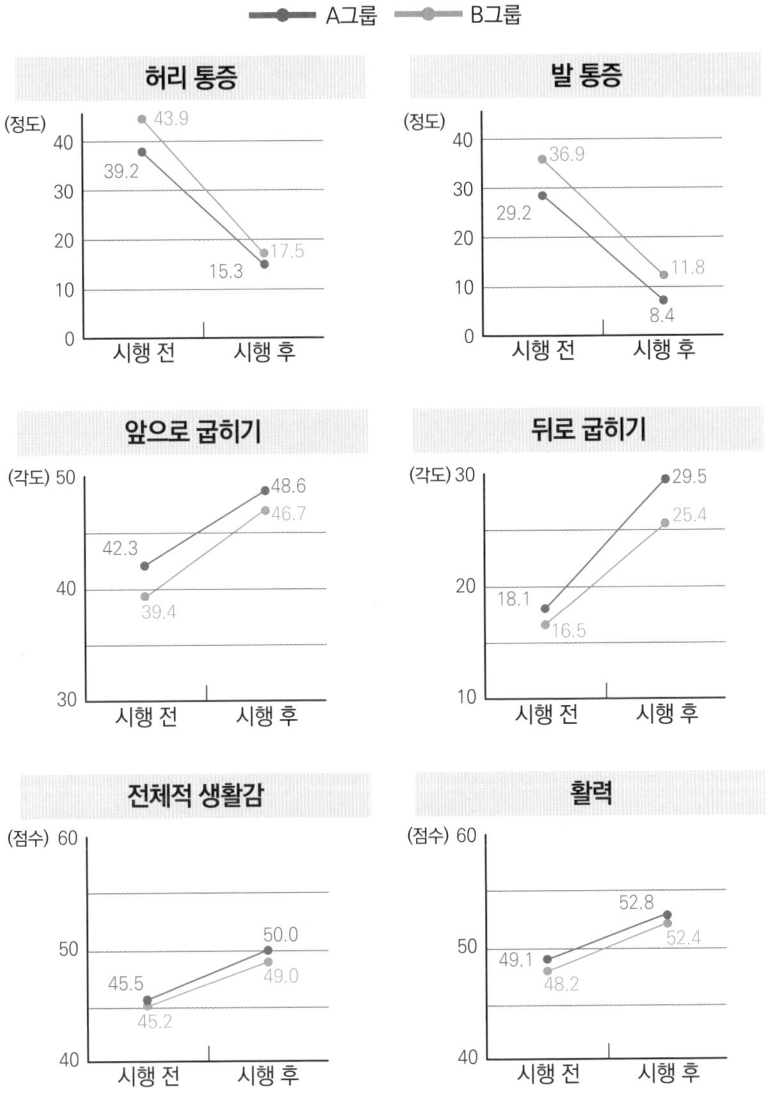

체조 후 허리 통증 및 발 통증, 앞뒤로 굽혀지는 정도,
전체적 생활감 등 많은 항목이 좋아진 것이 관찰되었다.

* 체조 시간은 10초씩 10번부터 시작해서 점차 20초, 30초로 늘려갔다.

1분 허리 스트레칭 1 • **비틀기 스트레칭**

1 위를 쳐다보고 누워
양 무릎을 세운다.

주의 무리하지 않고 가능한 범위에서 한다. 통증이 생기면 언제라도 중단해야 한다.

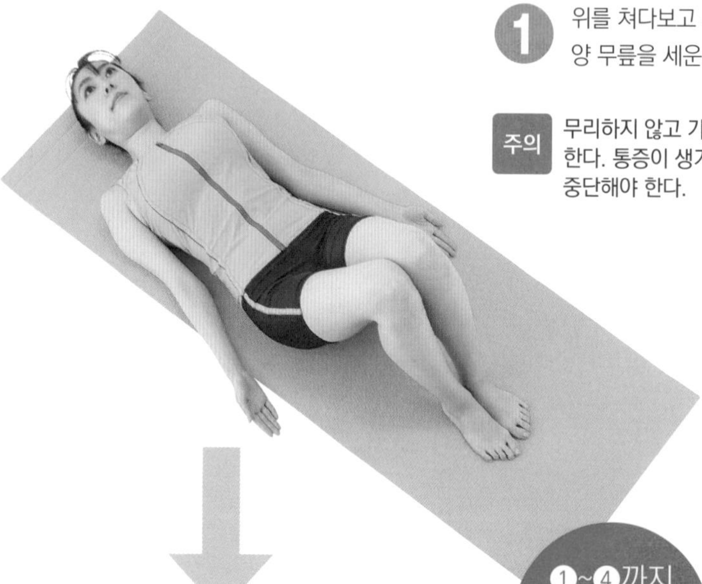

①~④까지
1세트
약 1분간

다리를 바꿔서
반대쪽 다리도
시행한다.

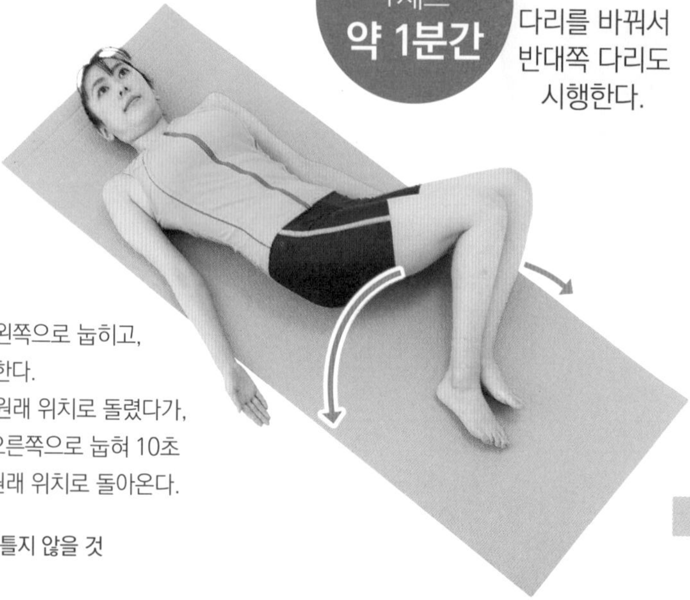

2 양 무릎을 왼쪽으로 눕히고,
10초 유지한다.
양 무릎을 원래 위치로 돌렸다가,
다음에는 오른쪽으로 눕혀 10초
유지하고 원래 위치로 돌아온다.

포인트 무리하게 비틀지 않을 것

비틀기 스트레칭은 어깨부터 무릎까지 몸 옆면의 근육을 부드럽게 하고, 척추뼈를 비틀 때 움직이는 범위를 늘려주는 체조다. 이 동작이 잘 안 되는 사람은 대흉근(큰가슴근)과 광배근(넓은등근; 등 중간부터 겨드랑이 아래 및 팔로 이어지는 3각형의 근육), 늑간근(갈비사이근; 늑골 사이에 있는 근육) 등의 근육과 척추뼈가 뒤틀린 채 굳어있다.

4 왼손을 오른쪽 무릎에 댄 채 끌어당기고, 왼쪽 다리를 쭉 뻗는다. 10초 유지하고 원래 위치로 돌아온다.

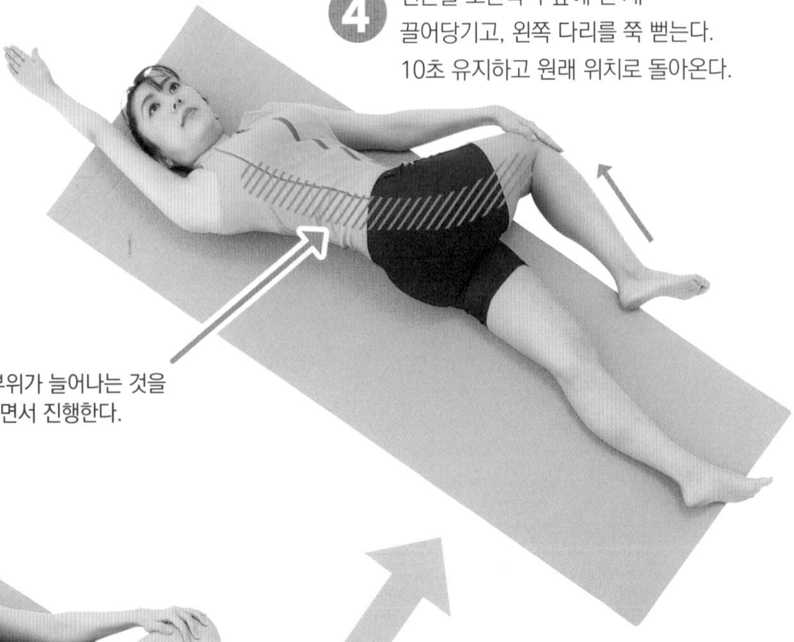

포인트 이 부위가 늘어나는 것을 느끼면서 진행한다.

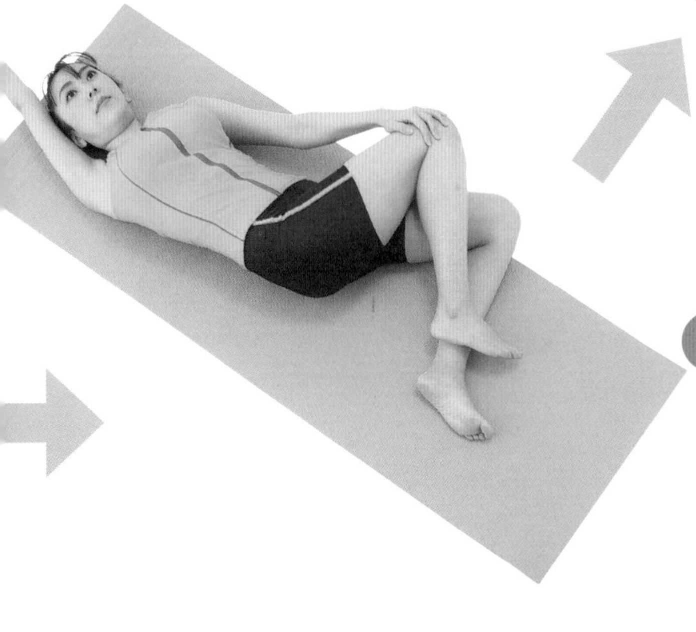

3 양 무릎을 왼쪽으로 넘어뜨리고 왼손을 오른쪽 무릎에 얹는다. 오른팔은 똑바로 위로 뻗는다.

1분 허리 스트레칭 2 • 수건 스트레칭

다음은 수건 스트레칭이다. 수건 스트레칭은 허벅지 뒤와 종아리의 근육을 유연하게 만들어 고관절과 무릎, 발목이 움직이는 범위를 늘려주는 체조다.

동작을 할 때 발바닥이 천장을 향하지 않는 사람은 허벅지 뒤, 종아리 근육, 고관절, 발목이 굳어 있다는 것을 알 수 있다.

1 위를 보고 누워 양 무릎을 세운다.

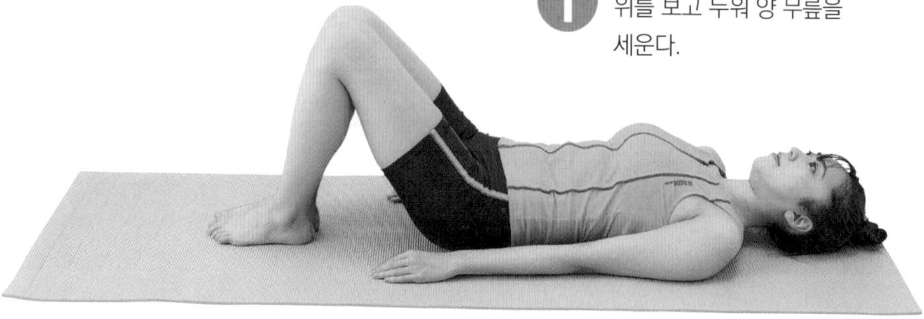

2 양손으로 수건의 양쪽 끝을 잡고 왼발 정강이 부근에 건다.

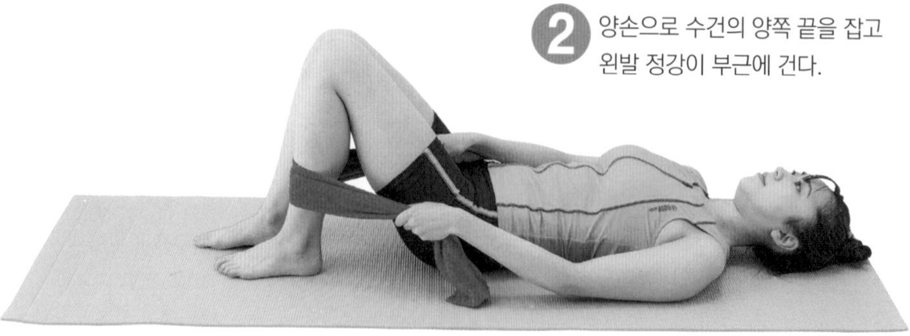

발끝에 건다.

3 왼발을 들어 수건을 왼발 발끝에 건다.

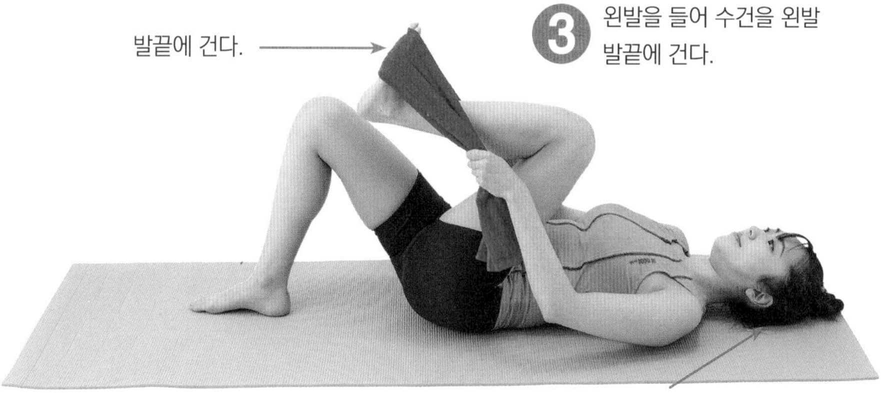

머리는 바닥에 붙인다.

올린 다리가 바닥과 수직으로 되는 것이 이상적이다.

4

왼쪽 다리를 곧게 뻗은 상태로 위로 올려 10초 유지한다. 무리하지 않는 범위에서 팔 힘으로 들어 올린다.

5

다리를 바꾸어, 오른쪽 다리도 같은 방법으로 ①~④를 시행한다.

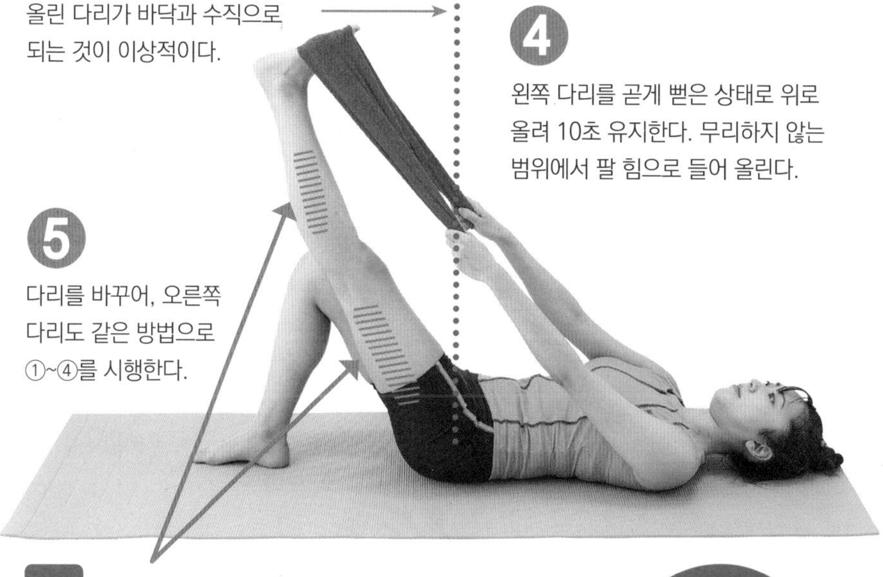

포인트 이 부위가 늘어가는 것을 느끼면서 진행한다.

①~⑤까지
1세트
약 1분간

1분 허리 스트레칭 3 • **굽히기 스트레칭**

3번째로 시행하는 굽히기 스트레칭은 허리와 엉덩이 근육을 부드럽게 해서 허리뼈와 고관절이 굽혀지는 범위를 늘려주는 체조다.

이 동작이 잘 안 되는 사람은 고관절을 뒤로 늘려주는 대둔근과 등줄기를 늘려주는 척추기립근이 굳어있는 것이다.

1 위를 향하고 누워 양 무릎을 세운 뒤 양손을 배 위에 놓는다.

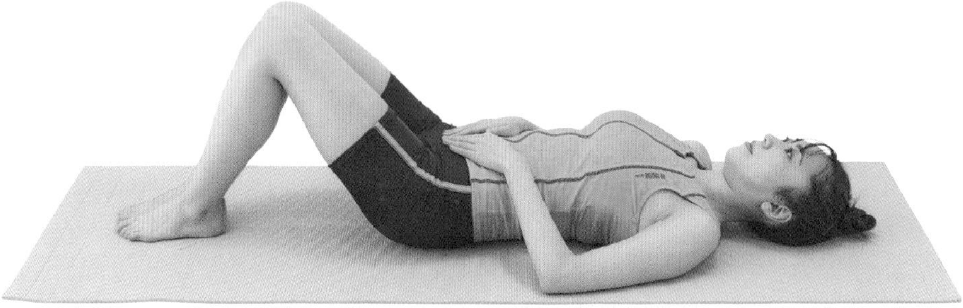

2 오른손으로 오른쪽 다리의 무릎을 끌어당겨 안는다. 다음에 왼손으로 왼쪽 다리의 무릎을 끌어당겨 안는다.

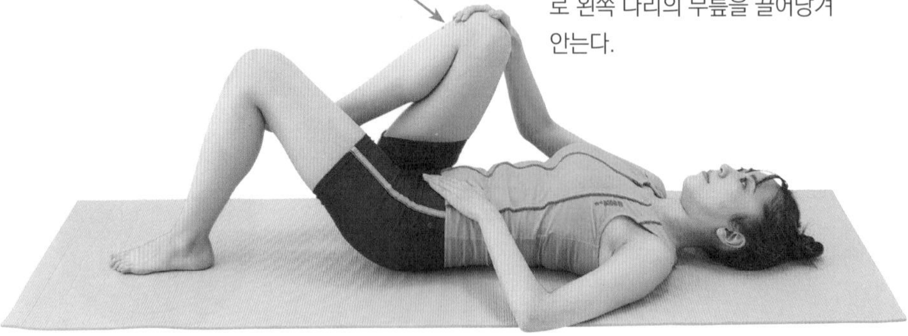

①~④까지
3번 반복
약 1분간

3 양손을 깍지 끼고 양 무릎을
끌어안는다.

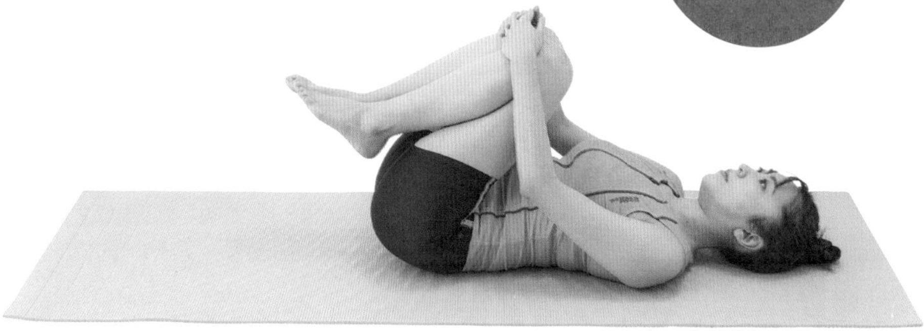

4 양손으로 양 무릎을 더욱 당겨 안고
10초 유지 후 ①로 돌아간다.

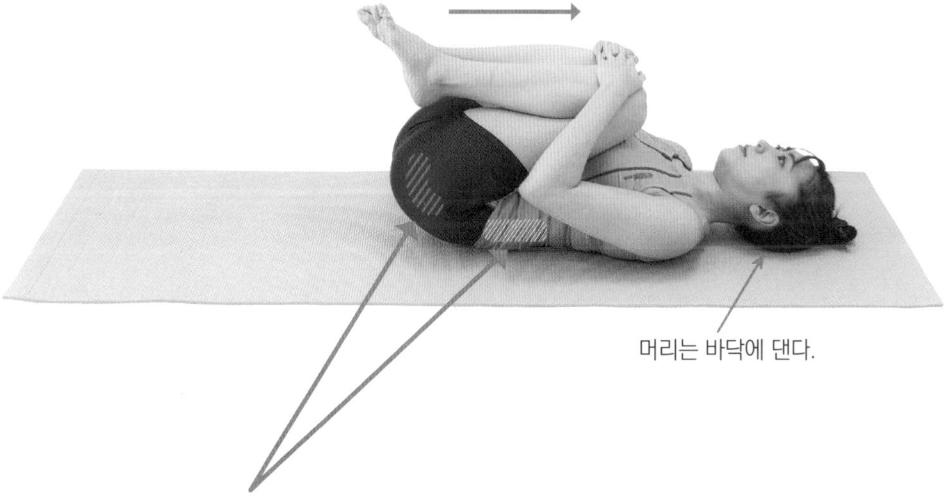

포인트 이 부위가 늘어나는 것을 느끼며 시행한다.

1분 허리 스트레칭 4 • **엎드려 스트레칭**

마지막으로 시행하는 엎드려 스트레칭은 엎드려서 책을 볼 때의 자세와 비슷하다. 이 훈련은 배와 허벅지 근육을 유연하게 만들어서 척추뼈가 젖혀지는 범위를 늘려준다. 이 동작이 잘 안 되는 사람은 복직근과 대퇴사두근, 허리뼈가 딱딱하게 굳어있는 것이다.

1 바닥을 보고 엎드려서 양 팔꿈치로 상체를 일으킨다.
코로 숨을 천천히 들이쉬고 뱉으면서 목, 어깨, 엉덩이의 힘을 뺀다.
이 상태로 10초간 유지한 후 엎드린 상태로 돌아온다.

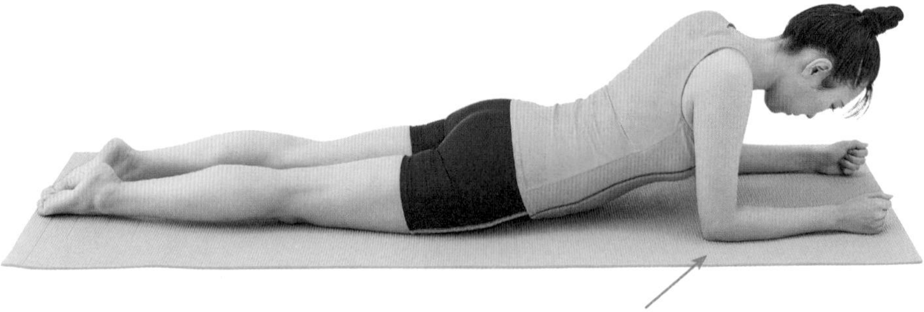

팔꿈치를 어깨 바로 아래에 둔다. 팔꿈치가 직각이 되게 한다.

여기에 소개한 1분 허리 스트레칭의 4가지 동작을 매일 아침, 점심, 저녁 꾸준히 시행한다.

2 양발의 뒤꿈치를 붙이고 무릎을 뒤로 굽힌 다음, 얼굴은 바로 아래를 바라본 채 10초간 유지하고 원래대로 돌아온다.

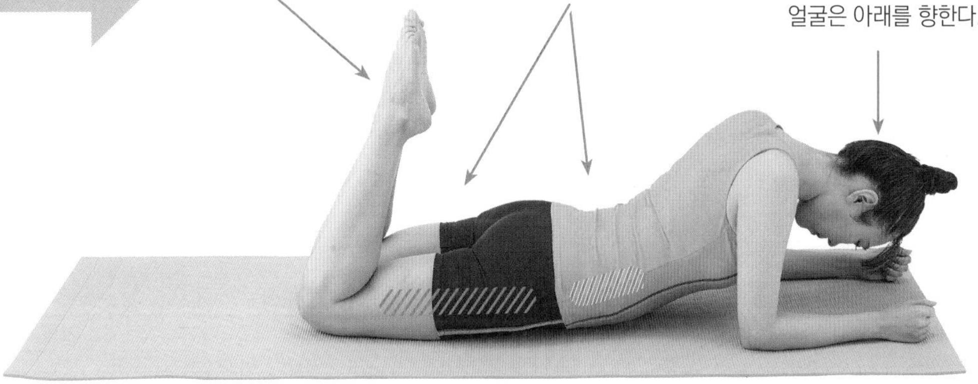

❶~❷까지
2회 반복
1분간

척추골절로 굽은 허리,
1분 허리 스트레칭으로 완치 후 여행을 즐기다

67세 주부

중장년 이후 환자 중 굽은 등을 치료하려고 병원을 찾는 사람은 없다. 대부분 허리 통증으로 병원을 방문한다. M씨도 그중 한 명이다. 어떻게든 허리 통증을 치료하고 싶어 도쿄대학 부속병원에서 진찰을 받았다.

M씨는 사교적인 성격으로 친구들과 함께 이곳저곳 여행 다니는 것을 즐겼다. 그런데 5년 전 온천 여행 중에 넘어져서 척추골절이 생겼다.

그 뒤 골절은 나았지만 허리 통증이 사라지지 않고 앉아있는 것조차 힘들어져서 좋아하던 자동차 여행과 극장 관람도 할 수 없게 되었다. 자연스럽게 친구들과 만나는 기회도 줄어들었다.

처음 내원했을 때 그녀는 표정도 어둡고 등도 굽어있었다. 척추골절이 생긴 후 자신감을 잃어 외출도 삼가게 되었다고 했다. 엑스선 사진을 보니 골절로 인해 척추뼈가 살짝 변형된 것으로 나타났다. 자세를 보면 허리가 굽었다는 것을 금방 알 수 있었다. 실제로 척추뼈가 구부러진 정도보다 겉보기에 훨씬 더 많이 휘어 보였다. 아마 골절 후 허리 통증을 줄이기 위해서 등을 굽힌 자세로 계속 있었기 때문일 것이다. 게다가 나이가 들면서 가슴과 배의 근육이 약해져서 그대로 굳게 되어 허리가 더 굽었을 거라고 생각된다.

필자는 M씨에게 1분 허리 스트레칭을 알려주고 집에서도 꾸준히 할 것을 권유했다.

환자는 매일매일 열심히 했다. 1개월 뒤, 경과 관찰을 위해 다시 병원을 찾은 그녀는 1분 허리 스트레칭을 계속했더니 조금씩 등이 펴지는 것을 느꼈다고 했다. 자세도 좋아져서 통증도 어느새인가 사라졌다며, 이제 다시 여행할 수 있게 되어 행복하다고 말했다.

제8장

굽은 등 예방을 위한 일상 수칙

**같은 자세로 오래 있는 것은 좋지 않다.
등이 굽는 것을 예방하기 위해
30분마다 등을 펴주는 습관을 들인다.**

하라 노부히로
야마구치 마사타카
타카히라 나오노부

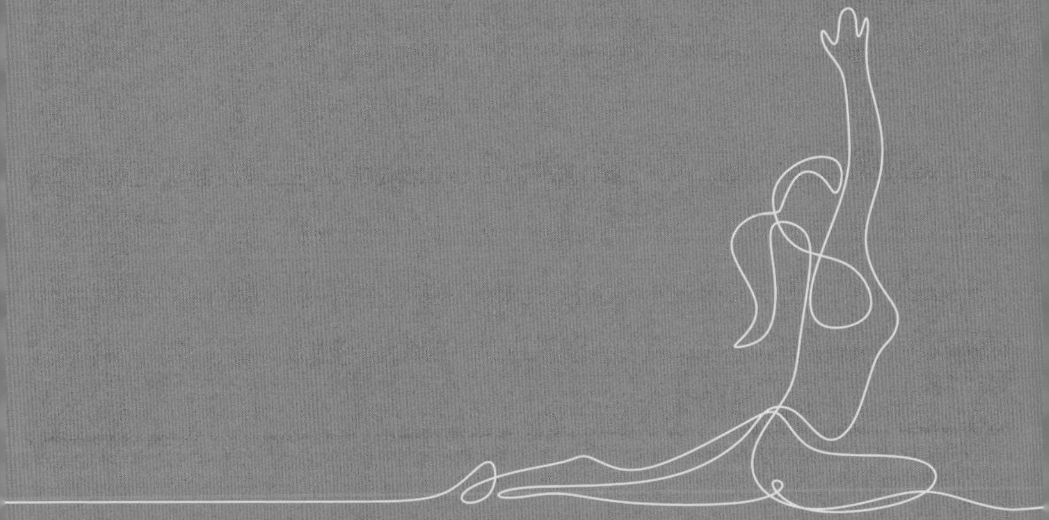

계속 같은 자세는 No!
30분마다 등을 펴라

아무리 바른 자세라도 계속해서 같은 자세로 있는 것은 좋지 않다. 계속 같은 자세로 있으면 근육이 긴장하고 허리와 등을 다칠 수 있다. 30분 간격으로 등을 펴도록 한다.

지금까지 굽은 등을 방치하는 것이 얼마나 안 좋은지 알아보았다. 그러나 굽은 등을 개선하고 좋은 자세를 몸에 익혀도 똑같은 자세를 계속 유지하면 몸 상태가 안 좋아진다. 어떤 좋은 자세라도 계속 같은 자세로 있으면 근육이 긴장하고 허리와 등을 다칠 수 있다.

좋은 자세란 척추의 S자 곡선이 유지되고 있는 건강한 상태를 말한다. 척추의 S자 곡선이 잘 살아있다면 척추가 머리의 무게와 지면에서의 충격을 흡수하고 부담을 줄여준다. 그런데 이 자세도 몇 시간이고 그대로 지속하면 또 다른 문제가 생긴다.

같은 자세로 계속 앉아있으면 몸이 피곤해지고 등을 쭉 펴고 싶은 경험이 누구에게나 있을 것이다. 이것은 몸이 '이런 자세로 계속 있으면 혈류가 막히고 근육도 긴장하니 몸에 좋지 않아'라는 신호를 보내는 것이다. 오랜 시간 동안 의자에 앉은 채 일에 몰두하고 있으면 몸이 보내는 신호를 놓칠 수 있다. 또 장시간 의자에 앉아있는 사람은 척추뼈에 문제가 생길 뿐 아니라 당뇨병, 협심증, 심근경색의 위험도 높아진다는 보고도 있다.

그러니 30분에 한 번, 3분 정도는 의자에서 일어나 등을 젖히거나, 조금 걷거나, 발을 구르는 동작을 해보자. 1시간에 한 번밖에 기회가 없다면, 5분 정도 몸을 움직여 주자. 직장이라면 계단을 이용해 다른 층의 화장실을 이용하거나, 커피를 직접 뽑으러 가는 등 등을 펴줄 시간이 필요하다.

최근에는 건강관리를 위한 유용하고 재미있는 앱들이 많이 나왔다. 그중에는 일정 시간 움직이지 않고 있으면 알림이 뜨는 것도 있다. 이런 앱을 적극적으로 활용하는 것도 좋은 방법이다.

앉아있을 때 척추를 바로 서게 하기 위한 수칙

의자에 앉아있을 때 등을 의자에 깊숙이 기대면 척추가 휘게 된다. 자리에 앉을 때는 둥글게 만 수건을 엉덩이 아래에 두어 몸이 뒤로 기울어지는 것을 막도록 한다.

등뼈는 24개의 척추뼈로 이루어져 있고 그 아래에 골반이 있다. 이 골반의 기울기가 굽은 등인지 아닌지를 좌우한다.

먼저 앉아있을 때 골반의 기울기를 확인해본다. 평상시처럼 의자에 앉아 손으로 엉덩이의 튀어나온 부분(꼬리뼈)을 만져본다. 꼬리뼈가 앉아있는 면에 닿아있다면 골반이 뒤로 젖혀져 있는 것이다. 골반이 뒤로 기울어져 있으면 골반과 직접 이어져 있는 허리뼈도 둥글게 말려 굽은 등이라고 할 수 있다.

왜 골반이 뒤로 기울어진 앉은 자세가 되는 걸까?

전에 굽은 등인 사람들을 연구 조사한 적이 있는데, 등이 굽고 골반이 뒤로 젖혀진 상태로 앉아있는 사람은 등 근육과 배 근육이 늘어져 있다. 간단히 말해 근육이 늘어진 상태라는 것은 '편한' 상태라는 것이다.

물론 앉아있으니 어느 정도 편하다는 느낌이 드는 것은 당연하다. 하지만 골반이 뒤로 기울어진 상태가 편하게 느껴지는 것은 좋지 않다. 사람의 몸은 바른 자세를 유지할 때 몸에 가는 부담이 적으므로 골반을 바로 세워 앉는 바른 자세 습관을 들이면 가장 편안한 자세가 될 것이다.

골반을 세워 앉는 습관을 들이자!

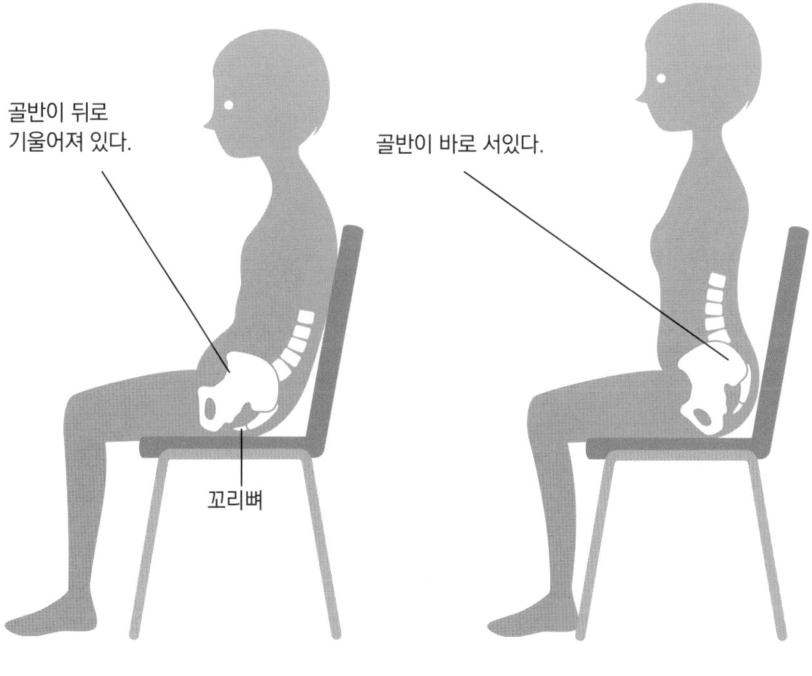

골반이 뒤로 기울어진 앉는 자세에서는 배와 등 근육이 늘어져 굽은 등이 된다. 골반을 바로 해서 앉는 경우는 척추가 자연적으로 S자 곡선을 이루는 바른 자세가 된다.

수건을 말아 골반 세워 앉기

1 앉아있는 면과 등받이의 경계에 수건으로 만든 봉을 놓는다.

매일 의자에 앉을 때 습관이 되면 좋다

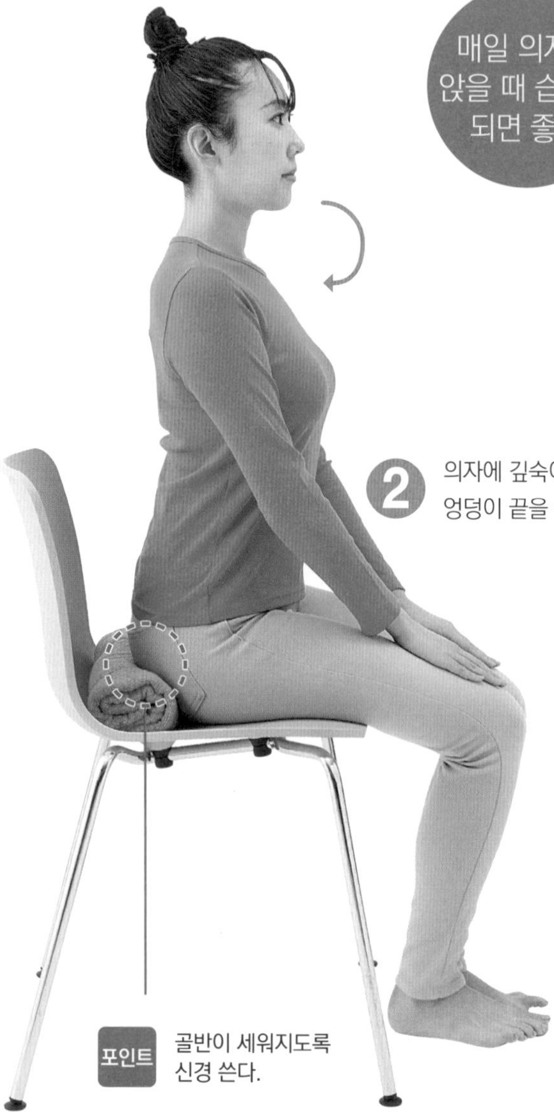

2 의자에 깊숙이 앉아 엉덩이 끝을 수건에 올린다.

굽은 등에 골반이 뒤로 젖혀진 사람은 앉을 때 둥글게 만 수건을 앉는 면 뒤쪽에 두고 골반을 세워 앉아보자. 이렇게 하면 자연스럽게 골반을 세울 수 있다. 이 방법으로 허리와 목의 통증, 굽은 등까지 해결한 환자가 많이 있다.

수건으로 봉 만드는 방법

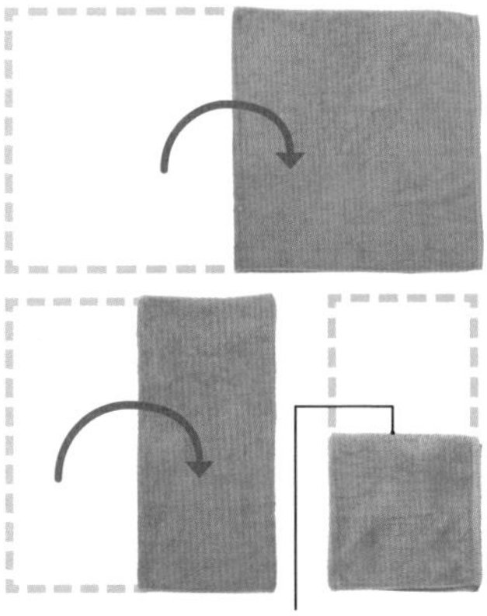

접힌 부분 쪽의 변 (그림 A)

1

보통 크기의 수건을 반으로 3번 접는다.

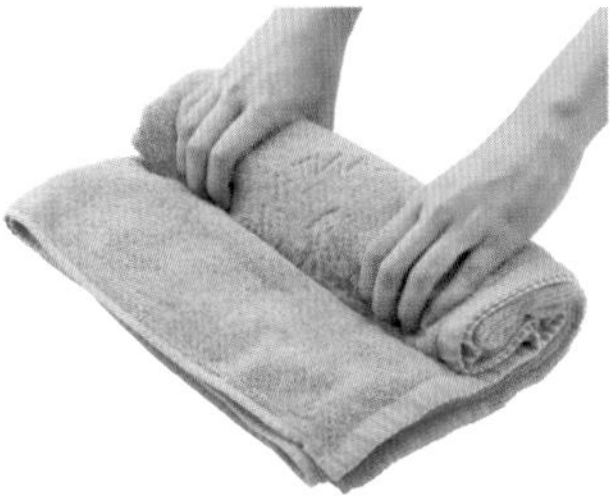

2

①의 접힌 부분의 변(그림 A)부터 둥글게 말아간다.

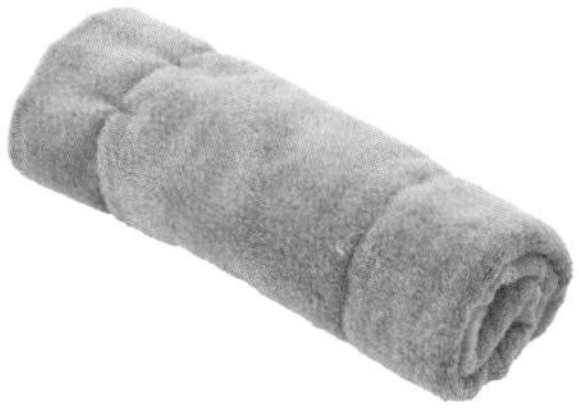

3

②의 양 끝에 고무줄로 감아서 완성한다.

허리에 좋은 바른 자세 수면법

굽은 등을 치료하려면 잠잘 때의 자세도 중요하다. 잠잘 때 척추의 S자 곡선이 유지되게 하려면 허리 부분에 수건을 깔아 굽은 등 상태가 더 나빠지는 것을 막는다.

푹신푹신한 매트리스에 누우면 척추가 침구에 파묻혀 등이 굽은 채로 몇 시간이고 자게 된다. 그래서 굽은 등이 더 나빠지거나 허리에 통증이 생긴다. 반대로 침구가 너무 딱딱한 경우에는 몸이 파묻히는 것은 막을 수 있지만 닿은 부분에 압력이 집중되어서 통증이 생긴다.

이상적인 침구는 너무 부드럽지도 않고 너무 딱딱하지도 않아 적당한 탄력이 있으면서 척추의 S자 곡선을 그대로 유지할 수 있는 침구다. 허리 아래가 떠서 공간이 생기는 경우라면 허리 부분을 수건으로 감싸고 잠을 자 본다.

베개 높이도 중요하다. 목 부분이 너무 푹 파묻히지 않도록 오른쪽 그림처럼 수건으로 조절하는 것이 좋다.

바른 자세로 잠자는 방법

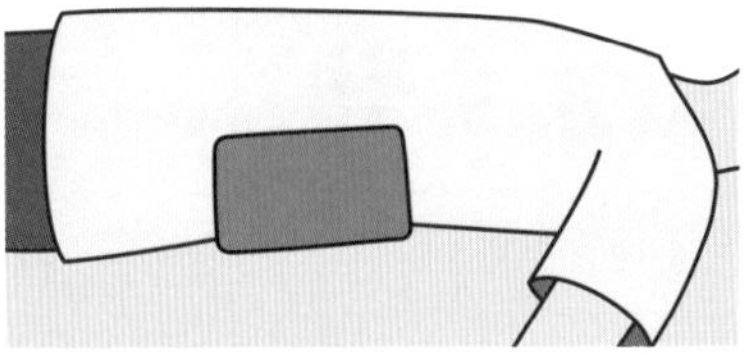

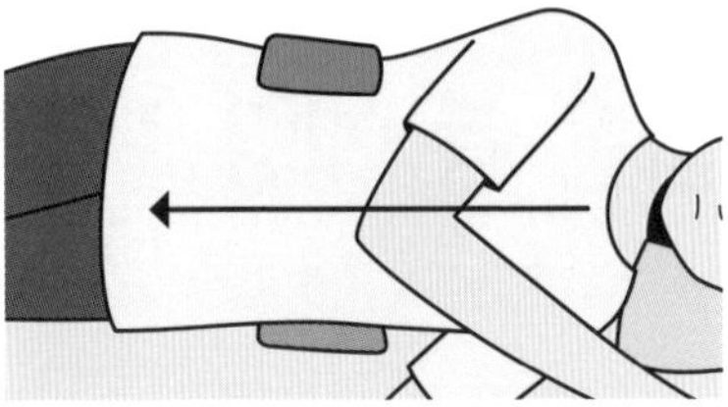

잠잘 때 몸과 매트리스 사이가 떠서 공간이 생기는 경우, 수건을 허리에서 배까지 감싸서 고정해 공간을 없앤다. 턱, 가슴, 배꼽까지 일직선이 되도록 수건으로 두께를 조절한다.

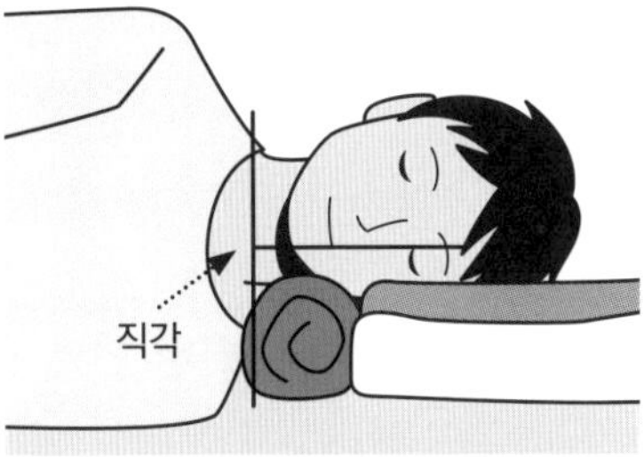

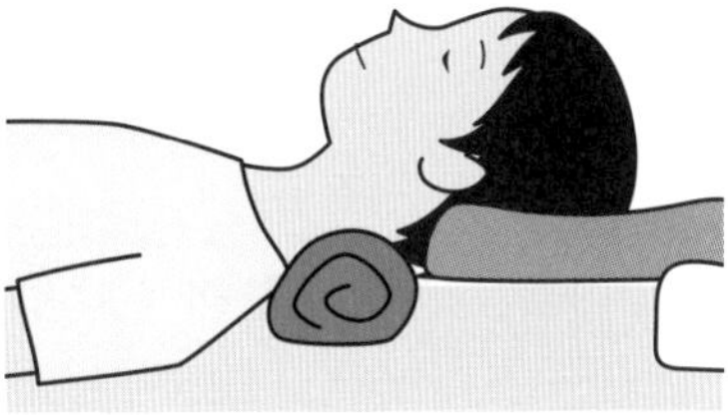

옆으로 누울 때는 위를 보며 잘 때보다 어깨높이만큼 베개가 높아야 한다. 접은 수건을 베개 아래 둬서 목과 매트리스 사이의 빈 공간을 채운다. 양어깨를 잇는 선과 이마 중심에서 코, 턱을 잇는 선이 직각이 되도록 조정한다.

베개에 머리를 두었을 때 목 아래에 공간이 생기는 경우 목 결림이 생길 수 있다. 목 아래에 둥글게 만 수건을 놓으면 목의 곡선을 유지하면서 목을 지탱하는 것이 가능하다.

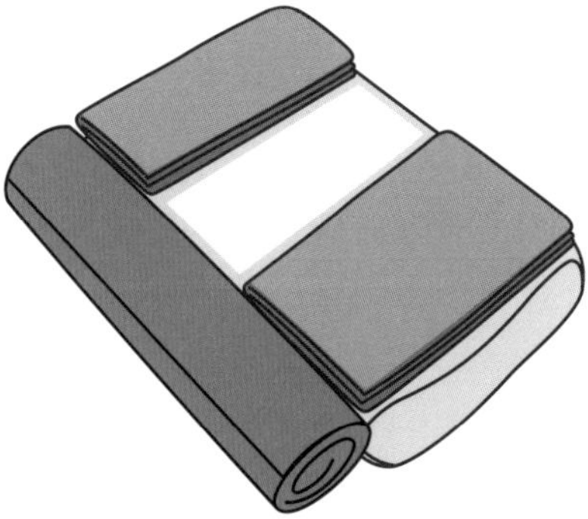

굽은 등 예방을 위한 일상 수칙

척추에 안 좋은 나쁜 습관과 나쁜 자세가 오랜 기간 계속되면 등이 굽게 된다. 그렇다면 어떤 생활 습관이 문제가 되는지 알아보자.

최근 재택근무가 발달해 노트북 하나로 어디서도 일을 할 수 있게 되었다. 하지만 카페에서 노트북을 사용해 업무를 보는 사람들을 보면 등이 굽은 사람이 많다. 굽은 등이 되지 않게 하려면 외장 모니터와 키보드를 사용해서 눈높이를 화면에 맞춘 자세로 일해야 한다. 또 바닥에 앉게 될 때도 주의해야 한다. 양 무릎을 끌어안고 앉는 자세를 하면 분명 등이 휘게 된다. 바닥에 앉아야 하는 경우는 무릎 꿇은 자세가 가장 좋다.

굽은 등을 치료하기 위해 일상생활에서 실천해야 할 것들을 그림으로 정리했다. 꼭 살펴보고 실천하자.

굽은 등 예방을 위한 일상 수칙

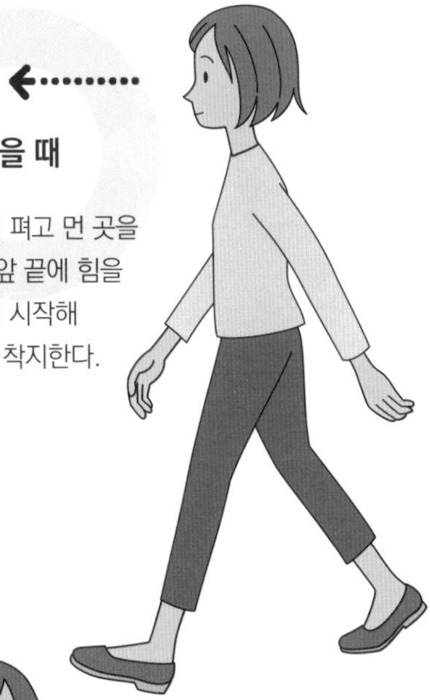

걸을 때

등을 곧게 펴고 먼 곳을 본다. 발 앞 끝에 힘을 주고 걷기 시작해 뒤꿈치로 착지한다.

가방을 들 때

가방은 자주 좌우로 바꾸어 들어 몸의 틀어짐을 예방한다.

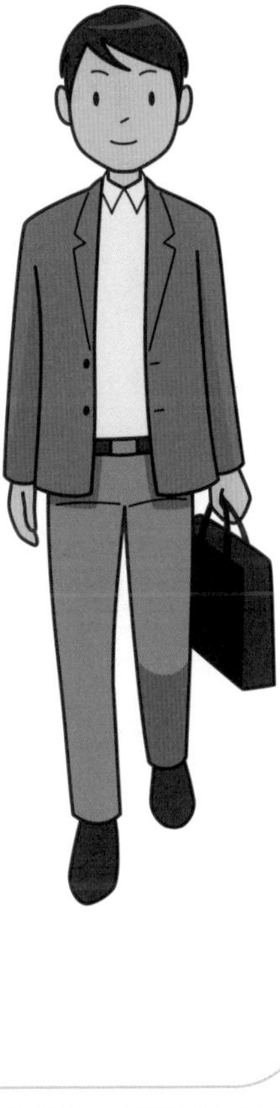

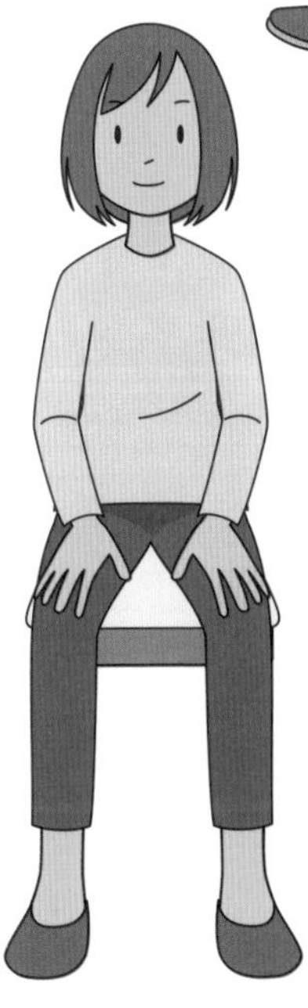

의자에 앉을 때

양발을 벌리고 두 발이 완전히 바닥에 닿으면, 양발과 궁둥뼈의 삼각점으로 몸을 지지할 수 있어 등이 펴진다.

● p.52~55의 '등을 굽게 만드는 좋지 않은 동작들' 참조

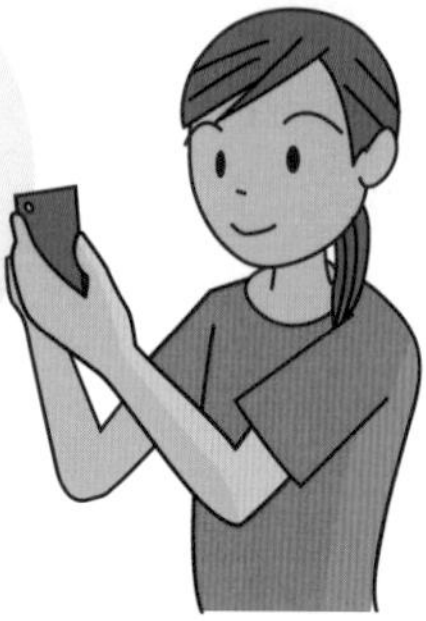

핸드폰을 볼 때

핸드폰의 화면은
눈높이로 한다.

노트북 작업을 할 때

컴퓨터 작업을 할 때는 모니터 화면의 가장 윗부분과 눈높이가 같아지도록 노트북 거치대를 두거나 책을 쌓아 모니터의 위치를 높인다.
키보드를 사용할 때는 팔꿈치 각도가 직각이 되도록 의자 높이를 조절한다.

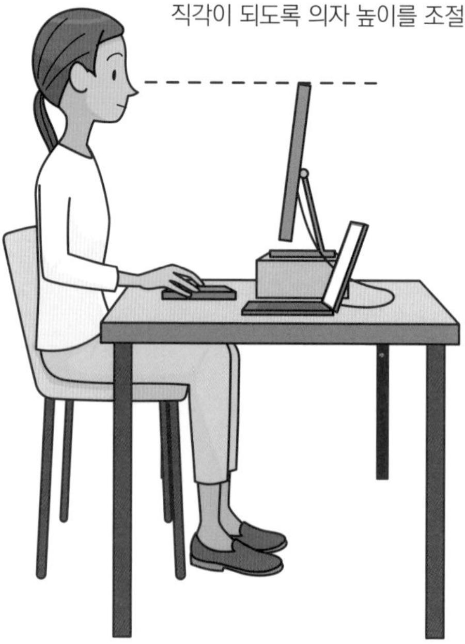

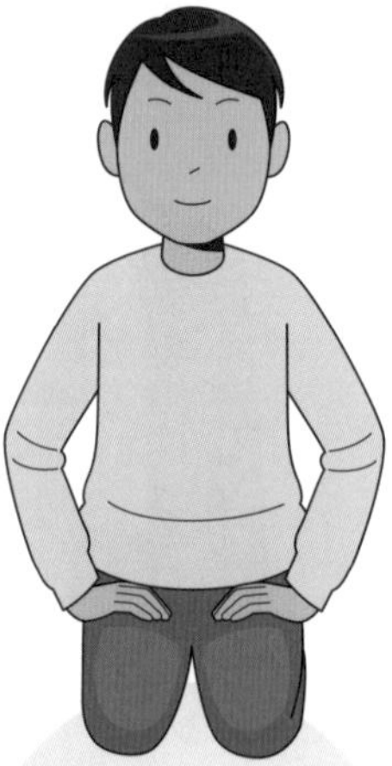

바닥에 앉을 때

무릎을 꿇고 앉으면 골반이 세워지고 등의 S자 곡선을 유지할 수 있다.

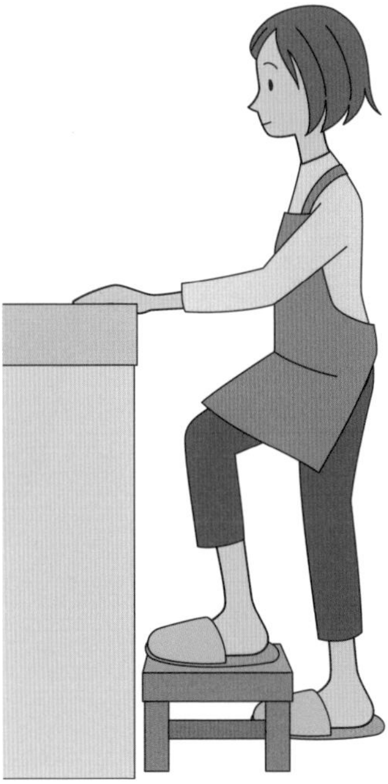

집안일을 할 때

싱크대의 높이가 맞지 않을 때는 10cm 정도 높이로 책을 쌓고 그 위에 한 발을 올려 허리를 곧게 펼 수 있도록 한다.
가끔 책에 올리는 발의 위치를 바꾸면 허리 부담이 줄어든다.

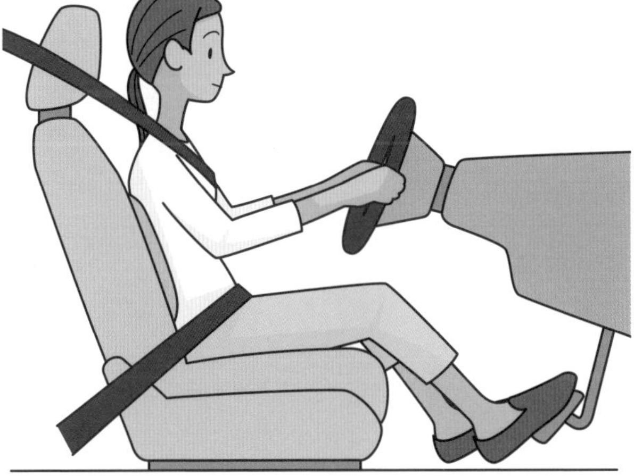

운전을 할 때

운전할 때는 시트에 깊숙이 앉아 등을 곧게 펴고 시트에 등을 붙인다. 허리 부분의 뜨는 공간에 쿠션을 끼워 넣으면 골반 세우는 자세를 유지하기 쉽다.

제9장

척추골절 대책

굽은 등을 방치하면 척추골절이 발생한다.
척추골절 예방과 치료를 위한
대책을 알아본다.

타카히라 나오노부
하라 노부히로

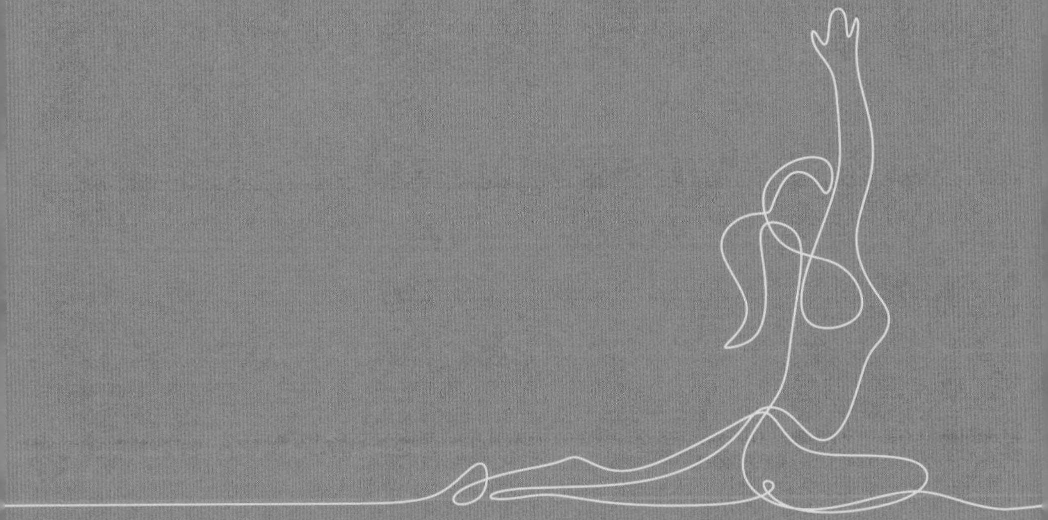

등 · 허리가 굽고 키가 줄어드는 척추골절

척추뼈가 부서지거나 마모되는 척추골절이 늘고 있다. 척추골절을 방치하면 등과 허리가 굽고 키가 줄어들기까지 한다. 척추골절의 원인과 대책을 알아보자.

척추는 약 24개의 작은 뼈가 쌓여서 이루어진다. 이 뼈 하나하나를 척추뼈라 하며, 이 척추뼈는 나이가 많아질수록 골량(뼛속에 있는 칼슘 등의 양)이 줄어들어 약해지고 물러진다. 이런 상황에서 허리와 등이 굽어있다면 척추의 곡선 부분에 부담이 몰려 뼈가 부서지거나 깎이게 된다. 이것을 척추골절이라고 한다.

골절이라고는 해도 순간적으로 '딱' 소리를 내며 부러지거나 끊어지는 골절이 아니다. 골다공증인 상태라면 척추뼈가 서서히 변화하기 때문에 부러진 순간에도 심한 통증이 나타나지 않아 환자 자신이 골절인지도 모르는 경우가 많다.

하지만 알아챌 방법이 전혀 없는 것은 아니다. 등과 허리가 굽은 상태고, 이전보다 신장이 2cm 이상 줄어든 사람은 척추골절을 의심해 볼 수 있다.

척추골절이 무서운 점은 연쇄적으로 일어날 수 있다는 것이다. 척추뼈 하나에서 척추골절이 일어나면 다음에는 그 위아래의 척추뼈도 연쇄적으로 골절이 일어나기 쉽다. 마치 도미노가 차례로 넘어가듯 골절이 생기므로 '도미노 골절'이라고도 한다.

도미노 골절이 일어나면 점점 더 척추가 둥글게 말리고 앞으로 넘어지기 쉽게 된다. 실제로 척추골절 때문에 앞으로 넘어져서 허벅지 뼈에 골절이 일어나, 그 뒤 오랜 기간 누워서 요양해야 하는 사람도 많다.

척추골절을 예방하려면 굽은 등 상태를 방치하지 말고 골량도 늘려 척추뼈를 강하게 하는 것이 중요하다.

척추골절이란

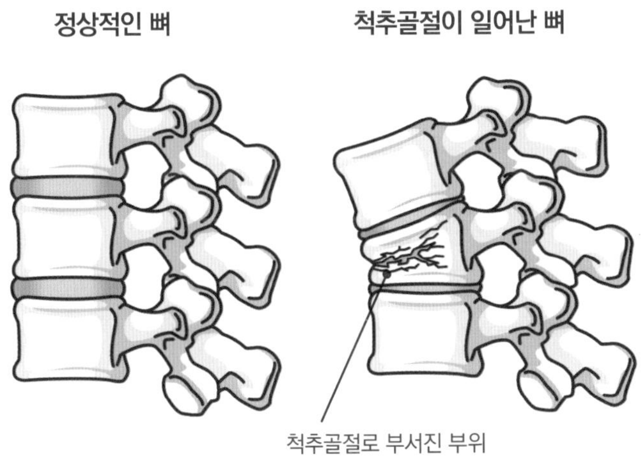

척추골절이란 척추의 추체에 위아래로 압력이 가해져서 짓눌리듯이 변형되는 골절이다. 뼈가 무르고 속이 빈 골다공증이 있는 경우 생기기 쉽다. 고령자와 특히 여성에게 많이 발생한다.

척추골절 예방 대책, 골량 증가와 척추 근육 강화가 중요

여기서는 척추골절을 예방하기 위한 운동을 알아보자. 척추골절 예방 운동의 핵심은 골량의 증가와 등뼈를 지지하고 있는 근육을 강화하는 것이다.

많은 사람들이 운동으로 근육량을 늘릴 수 있다는 것은 알아도 뼈의 양, 즉 골량도 늘릴 수 있다는 사실은 모르는 사람이 많다. 뼈도 운동으로 자극받을수록 강해지고, 힘을 받지 않는 생활이 계속되면 약해지는 경향이 있다. 이것은 반년 동안 우주의 무중력 공간에서 생활한 우주비행사의 골량이 지상에서 생활할 때와 비교해 10배가량 빠르게 줄어드는 것에서 확인된 사실이다.

뼈의 양을 늘리려면 어떤 운동이 좋을까? 뼈는 수직 방향으로 자극받으면 뼈를 만드는 세포(조골세포)가 활성화되어 골량이 늘어난다. 그래서 추천하는 운동이 발끝으로 선 다음 뒤꿈치를 바닥에 툭 떨구는 '뒤꿈치 떨구기' 운동이다. 이 운동은 뒤꿈치를 자극하는데, 뒤꿈치는 체중을 실어 뼈를 자극하기 쉬운 부위라서 등뼈에도 좋은 영향을 주어 척추뼈를 강하게 만드는 효과를 기대할 수 있다.

그리고 또 하나, 척추뼈를 지지하는 등 근육의 강도와 근력을 강화하는 것도 중요하다. 사실 척추뼈에는 특별히 척추골절이 생기기 쉬운 부위가 있다. 그것은 등뼈 12번과 허리뼈 1번이다. 이 부위가 등의 정중앙 부근인데 이곳에 신경 쓰며 운동하는 것이 좋다.

등 근육을 강화하는 방법은 여러 가지가 있는데, 필자가 추천하는 특효 운동은 날갯짓 체조다. 이 체조는 무릎을 가볍게 구부린 상태에서 팔꿈치를 90도로 굽혀 마치 새가 날갯짓하듯 양손을 파닥거리며 움직이기만 하면 된다. 이때 좌우의 어깨뼈를 뒤로 모아 척추에 가까워지게 움직이는 것이 핵심이다.

날갯짓 체조의 효과는 매우 좋은데, 날갯짓할 때 양손에 500mL 물이 든 페트병을 들고 하면 등 근육에 더 큰 자극을 줄 수 있고 더 큰 효과를 기대할 수 있다. 집에 덤벨이 있다면 그것을 이용해도 좋다.

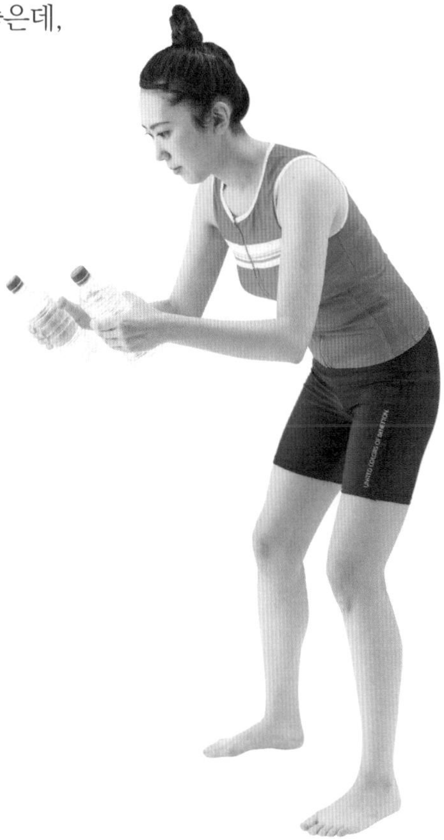

척추골절 대책 1
뒤꿈치 떨구기 _ 뼈에 자극을 줘서 골량을 늘린다

1

손바닥을 아래로 향하게 하고 양팔을 어깨높이까지 올린 다음, 뒤꿈치를 들어 올려 발끝으로 선 자세를 만든다.

2

양팔을 아래로 떨어뜨리며 뒤꿈치를 '쿵' 하고 떨군다. ①, ②를 2초에 1번 간격으로 반복한다.

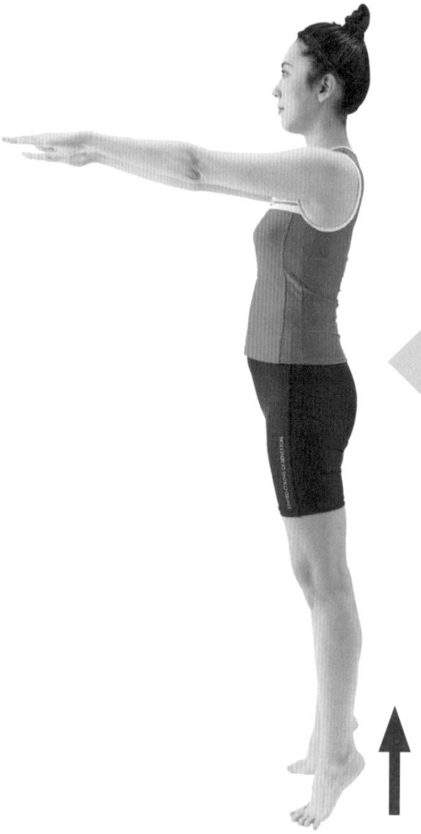

30번
1세트
약 1분

1일 3세트
시행

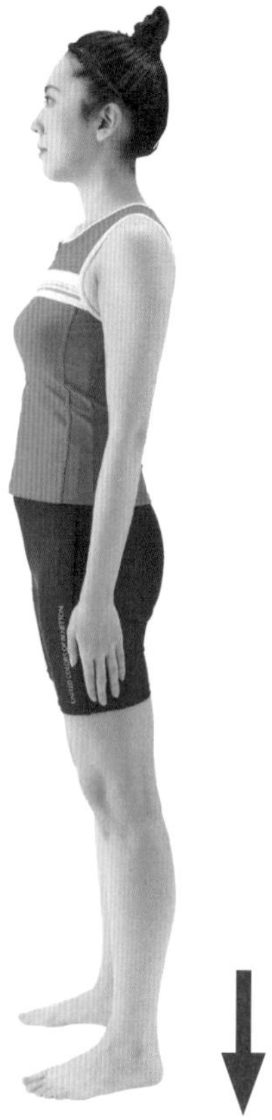

포인트 익숙해졌다면 1일 5세트 권장

주의 몸이 휘청거리는 사람은 벽이나 의자 등받이를 짚고 몸을 지지한다.

척추골절 대책 2
날갯짓 체조 _ 등뼈를 지지하는 근육을 단련한다

1

양발을 어깨너비만큼 벌리고 서서 무릎을 약간 굽힌다. 등을 편 채로 상체를 앞으로 45도 정도 기울인다. 양팔을 앞으로 내밀고 팔꿈치를 가볍게 구부린다.

2

팔꿈치를 구부린 채로 새가 날갯짓 하듯 양팔을 등 쪽으로 최대한 높이 들어 올렸다가 ①의 상태로 돌아온다. ①, ②를 5초에 1번 간격으로 반복한다.

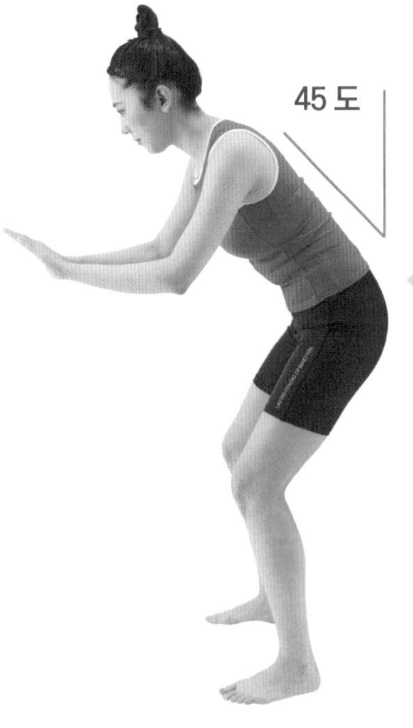

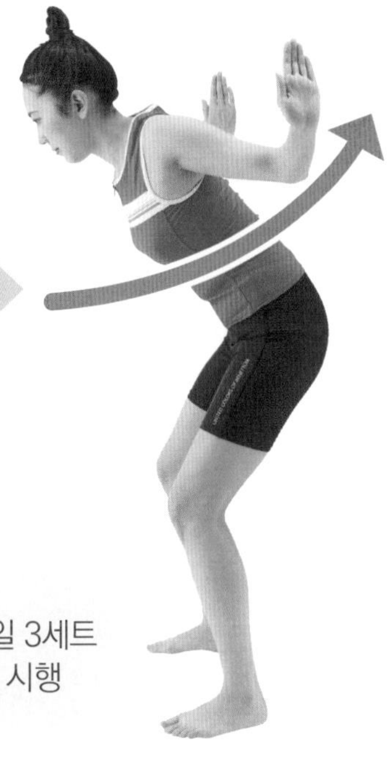

12번
1세트
약 1분

1일 3세트
시행

날갯짓 체조의 효과를 더 높이는 방법

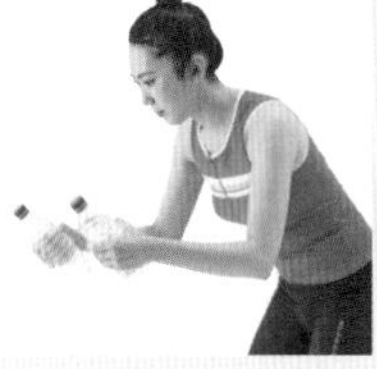

500mL 페트병에 물을 담아 양손에 들고 하면 등 근육 강화 효과가 더 크다.

포인트

- 천천히 하면 더욱 효과가 좋다.
- 여유가 생기면 세트 수를 늘린다.
- 얼굴을 앞으로 들고 하면 더 효과적이다.

척추를 튼튼하게 하는 식사법

칼슘, 단백질, 비타민 D, 비타민 K를 충분히 섭취한다

척추뼈를 튼튼하게 하려면 식사에서 영양소를 섭취하는 것도 중요하다. 칼슘, 단백질, 비타민 D, 비타민 K 등 뼈의 양을 늘리고 강화시키는 음식을 충분히 섭취하도록 한다.

척추뼈를 튼튼하게 하기 위해서는 역시 재료가 되는 영양 섭취가 중요하다. 가장 중요한 것은 칼슘이다. 우리나라 성인의 1일 칼슘 권장 섭취량은 700mg인데, 실제 섭취량은 500mg 정도밖에 안 된다. 따라서 지금보다 200mg 더 섭취해야 한다. 칼슘은 우유, 요구르트 등 유제품, 낫토, 두부 등 콩 제품, 채소류, 해조류, 참깨나 씨앗류 등에 많이 포함되어 있다.

칼슘과 동시에 섭취해야 하는 영양소는 비타민 D다. 칼슘은 몸에서 흡수가 잘 안 되는데, 비타민 D가 칼슘 흡수를 돕는 작용을 한다. 비타민 D의 1일 권장 섭취량은 10μg인데, 대부분의 사람들은 이에 미치지 못한다. 비타민 D는 어류, 버섯류, 달걀에 풍부하다.

이밖에도 칼슘이 뼈에 달라붙도록 도와주는 비타민 K도 먹어야 한다. 비타민 K는 낫토와 미역 등에 많이 들어있다. 1일 권장 섭취량은

75μg이며, 식물성 기름이나 닭고기, 완두콩, 해조류 등에 많이 들어있다. 하지만 비타민 K는 혈액 응고 작용을 하는 성분이 들어있으므로 주의해야 한다. 와파린이라는 혈전 예방약을 먹고 있는 사람은 비타민 K를 너무 많이 먹으면 약의 효과가 떨어질 수 있으므로 의사와 상의해야 한다.

이들 영양소를 매일 섭취하기 위해서 추천하는 식품이 있다. 그것은 고등어와 콩 가공식품이다. 고등어는 칼슘과 비타민 D가 풍부하고, 콩류는 비타민 K와 칼슘이 뼈에서 빠져나오는 것을 막는 아이소플라본을 함유하고 있다. 평소의 식사에서 이들 식품을 이용한 음식을 만들어 먹도록 한다.

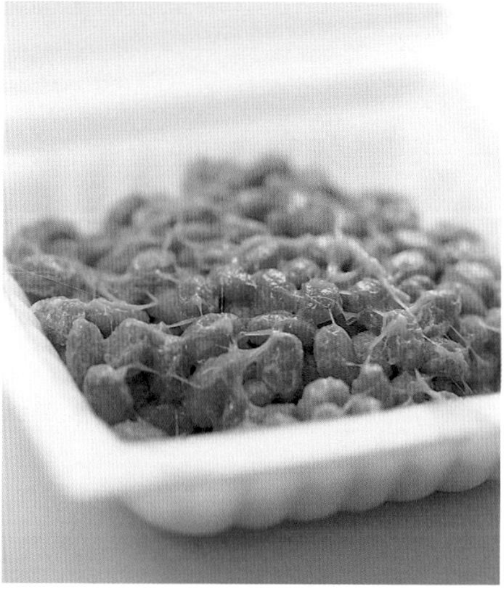

척추를 튼튼하게 하기 위해서는 뼈를 강화하는 영양소를 충분히 섭취한다. 칼슘과 비타민 D가 풍부한 고등어와 콩 가공식품인 두부와 낫토는 뼈를 강화하는 대표적인 식품이다.

골량을 늘려주는 보조약

척추골절을 예방, 치료하기 위해서는 약의 도움을 받아야 할 수도 있다. 의학이 발달하면서 골량을 늘려주는 신약이 계속 개발되고 있다.

척추골절 치료에 사용되는 약은 뼈가 파괴되는 것을 억제하는 약, 뼈 생성을 촉진하는 약, 뼈를 재구성하는 과정에서 균형을 잡아주는 약 등 3가지 종류로 크게 구분된다.

뼈가 파괴되는 작용을 억제하는 약은 파골세포의 작용을 억제하는 것으로 대표적인 것이 비스포스포네이트다. 하루에 한 번 먹는 약과 일주일에 한 번 먹는 약 등 많은 종류가 있다. 비스포스포네이트 약으로는 포사맥스, 보나드론, 본비바, 리칼본 등이 있다. 이들은 대표적인 골 파괴 억제제이며, 폐경 후 여성의 골다공증 치료에 많이 쓰인다.

여성 호르몬 약도 폐경에 따른 에스트로겐 결핍과 골조직의 손실에 효능을 나타낸다. 여성 호르몬 약으로는 에스트레바겔, 디비겔, 에스트로도즈겔 등이 있다.

뼈 흡수를 억제하는 여성 호르몬과 같은 작용을 하는 SERM도 있다. SERM 계통의 약은 선택적 에스트로젠 수용체 조절제로, 폐경 후 여성의 골다공증 치료 및 예방에 효과적이다. 이들 약은 부작용도 적고 복용하기 쉬운 것이 특징이다. 복용은 공복에 한다.

뼈 생성을 촉진하는 약에는 부갑상선 호르몬 약의 일종인 테리파라타이드가 있다. 이 약은 집에서 주사할 수 있는데, 골량 증가에 아주 효과적이기 때문에 골다공증 치료에 활발히 사용된다. 우리나라에는 포스테오주와 테리본 피하주사가 판매되고 있다.

뼈 재조합 과정에서 균형을 잡아주는 약에는 활성형 비타민 D_3 약과 비타민 K_2 약이 있다. 이 둘은 뼈를 만들 때 부족하기 쉬운 영양소를 보급해주는 약으로, 활성형 비타민 D_3 약은 장에서 칼슘의 흡수를 촉진하고 조골세포의 작용을 개선한다. 근육에 작용하는 효과도 있어 앞으로 넘어지는 것을 예방하는 효과도 기대할 수 있다. 대표적으로 알파본 연질캡슐, 로이칼 연질캡슐, 원알파정 등이 있다. 의약품은 아니지만 천연 비타민 D도 효과가 있다.

마지막으로 뼈 형성을 촉진하고 뼈 파괴를 억제하는 2가지 효과를 동시에 지닌 스클레로스틴 억제제가 개발되어 치료에 사용되고 있다. 골절의 위험성이 높은 폐경 후의 여성 골다공증 환자의 치료제로, 그리고 남성 골다공증 환자의 골밀도를 증가시키는 약으로 최근 새롭게 처방되고 있는 약이다.

골량 늘리기에 사용하는 주요 치료제 목록

약의 작용	약의 종류	일반명 (상품명)
① 뼈가 파괴되는 것을 억제하는 약	비스포스포네이트 약	포사맥스, 보나드론, 본비바, 동광졸레드론산주, 리칼본, 악토넬
	여성 호르몬 약	에스트레바겔, 디비겔, 에스트로도즈겔
	SERM	비비안트, 랄록시펜
	RANKL 억제제	프롤리아프리필드시린지
	칼시토닌 약	엘시토닌
② 뼈 생성을 촉진하는 약	부갑상선 호르몬 약	포스테오주, 테리본피하주사
③ 뼈 생성에 부족한 영양소를 채워주는 약	활성 비타민 D_3 약	알파본연질캡슐, 원알파정, 로이칼연질캡슐
	비타민 K_2 약	
①과 ②의 효과를 동시에 가진 약	스클레로스틴 억제제	이베니티주프리필드시린지

척추골절로 부서진 뼈를 복원하는 BKP 수술

척추가 골절되었다면 통증을 줄이는 진통제를 복용하고 깁스 등으로 고정해서 골절 부위를 보호해야 한다. 이렇게 해도 뼈가 붙지 않을 때는 수술요법을 사용한다.

척추에 골절이 일어났을 때 가벼운 정도라면 안정을 취하고 코르셋이나 깁스를 이용해 골절된 부분을 확실히 고정한다. 통증이 있을 경우 진통제를 복용하기도 한다. 그런데 이렇게 보존요법을 2~3개월 계속해도 뼈가 붙지 않거나 강한 통증이 계속될 때는 수술을 검토해볼 수 있다.

척추골절에 많이 보급된 수술은 추체 성형술로, 그중에도 가장 새롭고 빠르게 보급되고 있는 것이 풍선 추체 성형술(BKP 수술)이다. 추체 성형술이란 척추골절 상태의 척추뼈 몸통을 침으로 찌른 후 의료용 시멘트를 주입해서 척추뼈 몸통을 안정화하는 방법을 말한다. 이전 방법은 시멘트가 척추관 안으로 새서 신경을 압박하거나 혈관 안으로 들어가 폐색전증을 일으키는 경우가 있었다. BKP 수술은 이보다 더 안전하도록 1990년대 미국에서 개발된 수술이다.

BKP 수술은 척추뼈 몸통 안에 풍선을 넣고 부풀려서 공간을 만들고 시멘트를 채우는 것이다. 시멘트가 새는 경우가 적어져서 안전성이 아주 높아졌다. BKP 수술의 대략적인 흐름은 다음과 같다.

환자를 전신마취 후 엎드리게 한다. 의사가 엑스선 등으로 골절 부위를 확인하며 척추뼈 몸통 안에 바늘을 삽입한 후 그곳으로 풍선을 넣어 조금씩 부풀려서 척추뼈 몸통을 최대한 골절 이전의 상태로 돌린다. 풍선을 빼면 척추뼈 몸통 내부에 공간이 생기므로 그 공간에 뼈 시멘트를 주입한다. 뼈 시멘트가 들어가면 바늘을 빼고 수술을 마친다. 수술에 필요한 시간은 대략 30분~1시간 정도다.

마취하고 진행하므로 수술 중이나 수술 후에도 통증이 없다. 출혈도 거의 없어 환자의 신체적 부담도 적은 것이 특징이다.

BKP 수술 과정

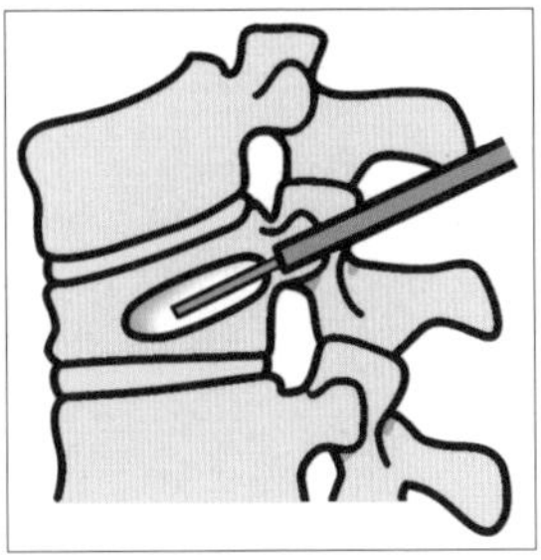

❶ 등에 바늘을 넣어 골절된 척추뼈 몸통까지 도달한 후 풍선을 단 기구를 넣는다.

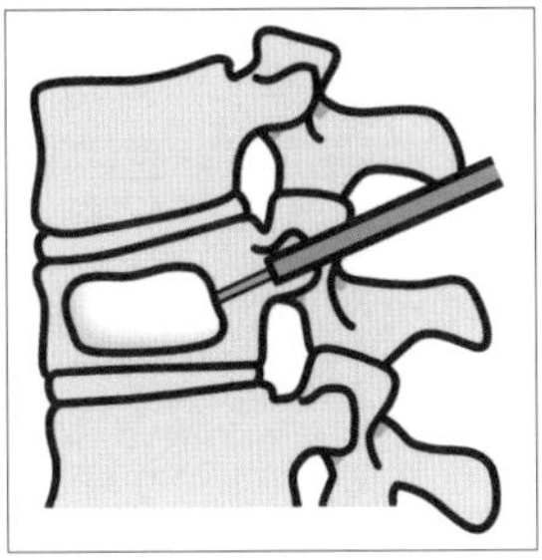

❷ 풍선을 부풀려 척추뼈 몸통을 골절 전 형태로 만든다.

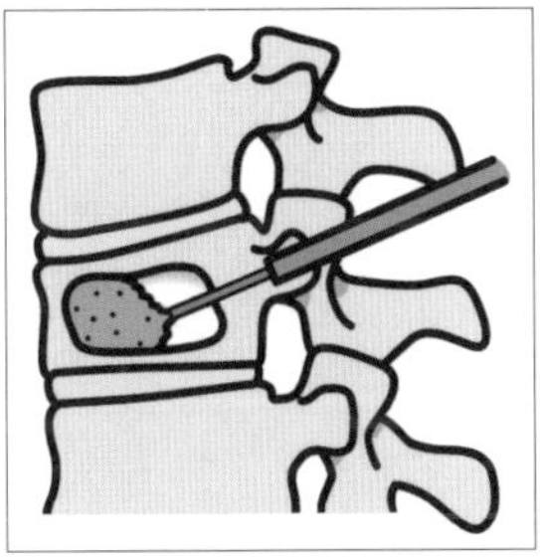

❸ 풍선을 빼고 생긴 공간에 뼈 시멘트를 주입한다.

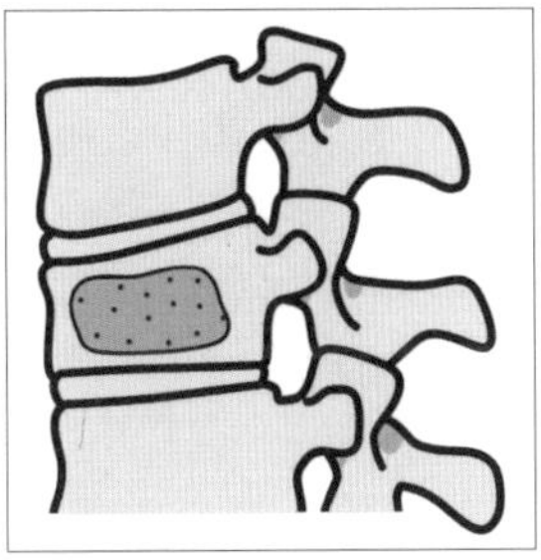

❹ 수술은 30분~1시간 정도고,
뼈 시멘트는 약 30분 정도면 굳는다.

지은이 소개

타카히라 나오노부

기타사토대학교 대학원 의료계 연구과 정형외과학 교수
기타사토대학교 의료위생학부 재활의학과 교수

기타사토대학 의학부 졸업 후 기타사토대학교 대학원 의료계 연구과 정형외과학 교수, 기타사토대학교 의료위생학부 재활의학과 교수로 있다. 고관절 외과학이 전문이며, 운동기관 전반에 걸쳐 새로운 운동 치료법과 자세에 대해 조예가 깊고 통증 치료의 권위자로 전국에 알려져 환자가 쇄도하고 있다.
일본 테스트 협회 의사 위원, 도쿄 2020 올림픽·장애인올림픽에 세계 각국의 선수 대응 닥터로 참가했다. 일본 정형과학학회 전문의, 일본 인공관절학회 인정의, 일본 체육회 공인 스포츠 닥터이기도 하다.

하라 노부히로

무사시노적십자병원 정형외과 부장

도쿄대학 의학부 졸업 후 동 대학 의학부 정형외과 조교수 등을 거쳐 무사시노적십자병원 정형외과 부장으로 있다. 척추척수외과 전문으로 특히 척추 저습침수술과 척추 내시경 수술을 주로 하고 있다. 수술은 의사와 환자의 공동작업이라는 신념으로 수술 후에도 세심하게 후속 조처를 해서 환자들의 신뢰가 두텁다. 일본 정형외과학회 전문의, 일본 정형외과학회 척추척수의, 일본 척추척수병학회 척추척수외과 지도의로 활동하고 있다.

야마구치 마사타카

도쿄대학 의학부 부속병원 재활의학부 물리치료사

도쿄 이과대학 재학 중 허리를 다친 이후 재활의학에 관심을 갖게 되고, 대학 졸업 후 2005년에 물리치료사 면허를 취득해 현재 도쿄대학 의학부 부속병원 재활의학부 물리치료사로 있다. 2007년부터 치바현 복지 센터에서 예방사업을 겸임하고 있다. 척추와 자세에 관한 연구를 계속하는 한편 환자들에게 가장 적절한 운동 치료법을 다수 개발해 신뢰가 높다. 일본경제신문 칼럼 연재, NHK 방송 등 텔레비전 프로그램에도 출연해 운동 치료의 중요성을 해설하고 있다.

히라이즈미 유타카

쇼와대학 의학부 정형외과학·스포츠운동과학연구소 객원교수
나루시로 리하케어병원장

쇼와대학 의학부와 동 대학 대학원을 마치고 미국 미네소타 주립대학 의학부 정형외과 교실 및 트윈시티 척추측만증 센터에서 임상 연구원으로 활동했다. 이후 일본 쇼와대학 의학부 정형외과 교실 조교수를 거쳐 현재 쇼와대학 의학부 정형외과학·스포츠운동과학연구소 객원교수로 활동하고 있다. 현재 나루시로 리하케어 병원장으로 있으면서 일본 정형외과학회 대의원, 일본 척추척수병학회 평의원을 맡고 있다.

반듯하고 꼿꼿한 몸매를 유지하는 비결

등 한번 쫙 펴고 삽시다

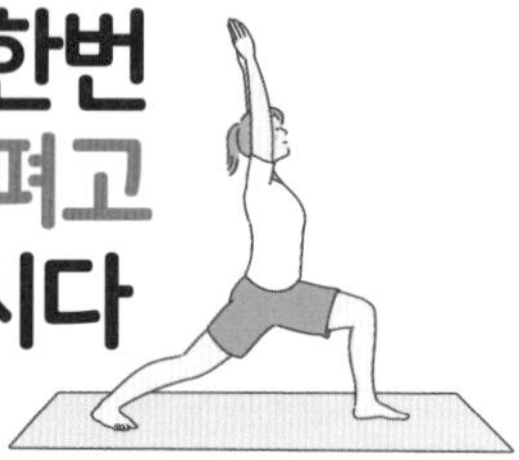

지은이 타카히라 나오노부 · 하라 노부히로 · 야마구치 마사타카 · 히라이즈미 유타카
감수 박예수
옮긴이 도기훈

책임 편집 이희진
디자인 한송이

인쇄 금강인쇄
초판 인쇄 2023년 6월 19일
초판 발행 2023년 6월 26일

펴낸이 이진희
펴낸곳 (주)리스컴

주소 서울시 강남구 테헤란로64길 13, 오피스 1201호
전화번호 대표번호 02-540-5192
영업부 02-540-5193
편집부 02-544-5194
FAX 02-540-5194
등록 제2-3348호

ISBN 979-11-5616-300-8 13510